DE LA

CYSTITE DU COL

DE SES

DIVERS MODES DE TRAITEMENT

ET EN PARTICULIER DES INSTILLATIONS AU NITRATE D'ARGENT

PAR

Fernand POULIOT,

Docteur en médecine de la Faculté de Paris,
Ex-externe des hôpitaux de Paris,
Médaille de bronze de l'Assistance publique,
Ex-chirurgien aide-major auxiliaire.

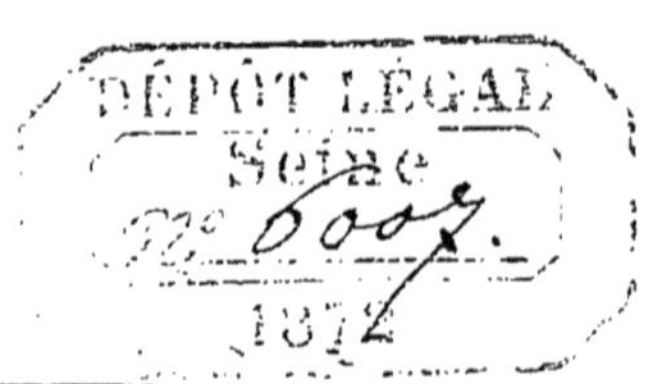

PARIS

ADRIEN DELAHAYE, LIBRAIRE-ÉDITEUR

PLACE DE L'ÉCOLE-DE-MÉDECINE

1872

A MON PÈRE

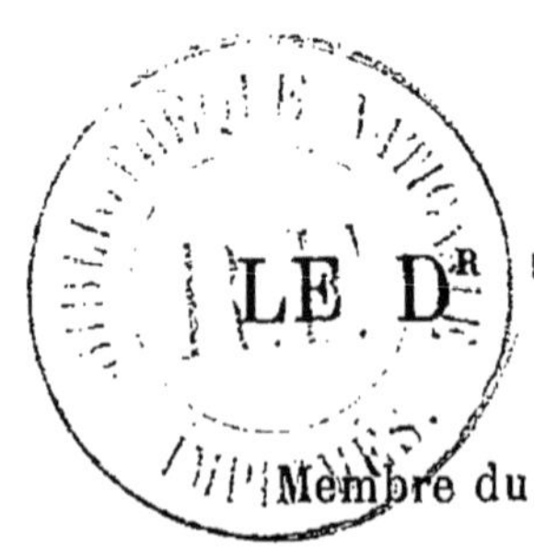

LE DR THÉODORE POULIOT

Membre du Conseil général de la Haute-Vienne.

AVANT-PROPOS.

Je dois avant tout témoigner ma reconnaissance envers M. Guyon, dans le service duquel j'ai puisé les matériaux qui composent ce travail. Tout le monde connaît la haute valeur de son enseignement; mais, son externe pendant eux ans, peut-être ai-je été plus qu'un autre à même d'apprécier sa bienveillance pour ses élèves.

Dans le service de chirurgie que dirige M. Guyon à l'hôpital Necker, j'ai toujours été plus spécialement attaché à la section des voies urinaires, fondée par Civiale. Parmi les nombreuses maladies qu'on y rencontre, la cystite du col a particulièrement attiré mon attention, tant à cause de sa fréquence et des symptômes si pénibles qu'elle détermine, que de la difficulté qu'on éprouve à en triompher.

Après avoir essayé les moyens mis ordinairement en pratique, M. Guyon a depuis longtemps adopté les instillations au nitrate d'argent.

Dès le début, j'ai trouvé ce mode de traitement supérieur à tous les autres, et les cas que j'ai observés depuis, ceux que j'ai encore aujourd'hui sous les yeux, n'ont fait que me confirmer dans cette opinion; j'essayerai donc de la justifier.

Je rendrai compte aussi des succès obtenus par M. Tillaux dans la cystite chronique du col au moyen du porte-caustique de Lallemand. J'offre ici à ce chirurgien des plus vifs remercîments pour l'extrême obligeance avec laquelle il m'a fourni des renseignements sur ce sujet.

INTRODUCTION.

Me proposant surtout dans ce travail de faire connaître le traitement de la cystite du col par les instillations au nitrate d'argent, peut-être aurais-je pu me borner à faire une description clinique, laissant de côté tout ce qui a trait à des lésions anatomiques qui ont été si peu étudiées. Mais, comme il me paraît difficile de poser avec quelque précision les bases du traitement d'une maladie, sans en connaître l'anatomie pathologique, j'examinerai les notions qu'on possède sur celle de la cystite du col, tout incomplètes ou incertaines qu'elles soient encore.

Je dois dès à présent dire quelques mots sur le col de la vessie, ne serait-ce que pour indiquer ce que deviennent les liquides, suivant la profondeur à laquelle on enfonce l'instrument qui sert à pratiquer les instillations.

On connaît les nombreuses discussions des anatomistes au sujet des fibres musculaires qui entourent les parties profondes de l'urèthre.

Caudemont décrit un muscle orbiculaire s'étendant de la vessie au collet du bulbe.

Cependant plusieurs auteurs admettent un sphincter distinct pour l'orifice uréthro-vésical.

Selon Jarjavay, c'est le faisceau postérieur de l'orbiculaire de l'urèthre, et il est contigu en avant au faisceau intra-prostatique de ce muscle, comme il est en rapport en arrière avec les fibres antérieures du trigone qui se relèvent sur les parties antérieures et latérales de la vessie (1).

M. le professeur Dolbeau admet, comme pour le rectum, un sphincter externe formé par les fibres uréthrales dé-

(1) Jarjavay, Recherches anatomiques sur l'urèthre de l'homme page 174

crites par Jarjavay, et un sphincter interne à fibres indépendantes réunies autour du col de la vessie.

M. le professeur Sappey reconnaît l'existence d'un sphincter vésical formant un large anneau musculaire qui embrasse l'ouverture de l'urèthre dans la vessie et toute la moitié postérieure de la portion prostatique de ce canal (1).

A l'état physiologique, les fibres musculaires placées autour de l'orifice uréthro-vésical ne paraissent pas se contracter séparément. M. Guyon considère donc le sphincter de la vessie comme constitué par l'orbiculaire de l'urèthre (qui est plus prononcé dans la région membraneuse que plus en arrière), et fait commencer le col au ligament de Carcassonne.

Voici les raisons sur lesquelles il appuie son opinion; il y a déjà longtemps qu'il les a indiquées dans son service et dans ses cliniques.

Quand on introduit une bougie exploratrice dans l'urèthre, la boule s'arrête à l'entrée de la région membraneuse; si alors on pousse l'instrument, après avoir eu la sensation d'un obstacle franchi, on est averti du passage de la boule à travers cette région par la résistance qu'éprouve le chirurgien et par la légère douleur qu'accuse le malade; mais ensuite l'extrémité olivaire de l'explorateur n'est plus serrée, et c'est à peine si, quand elle est volumineuse, on perçoit un nouvel obstacle au moment où elle pénètre dans la vessie. Si, avec un explorateur perforé, on fait une instillation dans le canal, quand l'extrémité interne de l'instrument appuie sur la portion membraneuse, sans y pénétrer, le liquide, même quand on n'en instille que quelques gouttes, revient toujours vers le méat et au dehors; si, au contraire, la même extrémité a fran-

(1) Sappey, Anatomie descriptive, tome III, page 515.

chi l'aponévrose moyenne du périnée, ce liquide coule dans la vessie, en passant sur les parties profondes de l'urèthre, et y pénètre, s'il est en suffisante quantité.

Pourtant, dans certains cas pathologiques, le sphincter qu'on a décrit autour de l'orifice uréthro-vésical semble se contracter indépendamment de l'orbiculaire de l'urèthre, de même qu'il y a, dans des cas beaucoup plus fréquents, spasme de la région membraneuse sans spasme du col; cette contraction peut même exister aux deux endroits, ainsi qu'on le constate par le cathétérisme, tandis que, dans l'intervalle, l'olive de la bougie passe facilement et sans douleur: M. Dolbeau en a cité dans sa clinique un exemple sur lequel je reviendrai.

Le spasme du sphincter vésical qu'a décrit M. Sappey est fréquent dans la cystite du col et a ainsi une telle influence sur les symptômes de cette maladie, qu'on pourrait, je crois, considérer au point de vue pathologique le col de la vessie, comme formé par la surface qu'entoure ce muscle.

N'est-ce pas lui, en effet, qui, dans la cystite du col, rend les besoins d'uriner si fréquents et si difficiles à satisfaire, et qui occasionne, selon l'état de sa contractilité, la rétention ou l'incontinence d'urine? Ses contractions spasmodiques donnent lieu aux épreintes convulsives qui se produisent à l'instant où les dernières gouttes de ce liquide sont expulsées; en comprimant les vaisseaux du col, il détermine probablement les pissements de sang; c'est enfin la contracture de ce sphincter qui exulcère, je pense, la muqueuse du col boursouflée.

Il y a, entre les épreintes et le ténesme si pénibles qui se montrent dans la cystite aiguë du col, une analogie frappante avec les phénomènes de même ordre que produit le sphincter de l'anus dans la dysentérie.

DE LA

CYSTITE DU COL

DE SES

DIVERS MODES DE TRAITEMENT

ET EN PARTICULIER DES INSTILLATIONS AU NITRATE D'ARGENT

DIVISION DE SUJET.

Je diviserai ma thèse en trois parties, la première traitant de la cystite du col, la seconde de son traitement ordinaire, et la troisième de l'emploi du nitrate d'argent dans cette maladie.

La première partie comprendra deux chapitres : de la cystite aiguë du col de la cystite chronique ; je m'étendrai plus longuement sur la cystite aiguë, parce qu'elle est plus souvent limitée au col que la cystite chronique.

Dans la seconde partie, j'étudierai aussi séparément le traitement de la cystite aiguë et celui de la cystite chronique, et je consacrerai un chapitre spécial aux injections.

La troisième partie aura trois chapitres comme la seconde : emploi du nitrate d'argent dans l'inflammation chronique du corps de la vessie, dans l'uréthrite chronique profonde, dans la cystite du col ; ce dernier sera subdivisé en deux articles, l'un consacré au porte-caustique de Lallemand, et l'autre aux instillations.

Je tirerai enfin des conclusions de toutes les données précédentes.

PREMIÈRE PARTIE

De la cystite du col.

CHAPITRE Ier.

DE LA CYSTITE AIGUE DU COL.

J'étudierai successivement les symptômes, les causes et variétés, l'anatomie pathologique, les complications, le diagnostic et le pronostic.

ARTICLE Ier. — *Symptômes.*

Ils sont locaux et généraux.

§ 1er. — *Symptômes locaux.*

Douleurs, épreintes convulsives, troubles de la miction, altérations de l'urine : telssont les principaux symptômes locaux.

La *douleur* occupe la région hypogastrique, surtout immédiatement derrière et au-dessous du pubis ; elle s'irradie vers l'anus et le périnée, les aines, les membres inférieurs, et peut remonter jusqu'à la région lombaire.

Elle est souvent, au début, légère ou profonde, ou bien c'est une sensation de prurit, de picotement au méat urinaire, à l'anus et quelquefois sous les bourses.

Elle est augmentée par les mouvements du bassin, par la pression sur le bas-ventre, et, dans certains cas, par le toucher rectal. Mais c'est surtout au moment de la miction qu'elle devient très-vive, spécialement au début et à la fin.

Les *épreintes convulsives* si pénibles, dues à la contraction spasmodique du col, se produisent à l'instant où les dernières gouttes d'urine sont évacuées : il semble au malade que c'est un liquide brûlant qui traverse l'urèthre.

Les *troubles de la miction* consistent en des besoins fréquents et la difficulté à les satisfaire.

Ces envies d'uriner tourmentent d'autant plus les patients que la maladie est plus intense ; elles se répètent toutes les demi-heures, tous les quarts d'heure, parfois de minute en minute, ce qui rend la douleur continuelle ; dès que l'urine est évacuée, et cette évacuation n'a pas toujours lieu d'un seul jet, une sensation de poids ou de pression au niveau du périnée provoque des efforts d'expulsion involontaires, force le malade à céder au besoin d'uriner, et peut même amener une véritable incontinence d'urine.

La miction est quelquefois plus difficile la nuit que le jour : à chaque fois, il n'y a d'évacuées que quelques gouttes de liquide, et c'est surtout alors que le ténesme vésical peut s'accompagner de ténesme rectal.

Quand il y a véritable rétention d'urine, elle cède ordinairement au bout de quelques heures ; mais, si elle se prolonge, qu'elle soit due au spasme du col ou au gonflement de sa muqueuse, on sent bientôt, au-dessus du pubis, un globe dur qu'on limite par la percussion, et, si l'on n'intervient pas, on doit craindre les accidents spéciaux de la rétention d'urine dans la cavité vésicale (1).

Les *altérations de l'urine,* ordinairement peu marquées, ont bien leur importance. Si on recueille les dernières

(1) Hardy et Béhier, Traité élémentaire de pathologie interne, 1er partie du tome III, page 29.

gouttes dans un verre à expérience, on a un liquide jaunâtre ou rougeâtre : le dépôt qui se forme est alors du muco-pus mêlé de sang ; quelquefois ces dernières gouttes sont du sang pur.

§ 2. — *Symptômes généraux.*

Ils sont presque toujours peu marqués ; la fièvre n'existe guère qu'au début ; les phénomènes nerveux prédominent : il y a de l'anxiété, de l'agitation et de l'insomnie, dues à la continuité des épreintes, et aussi, en général, de l'anoxerie et de la constipation.

§ 3. — *Marche, durée, terminaison.*

Les symptômes de la cystite aiguë du col diminuent assez rapidement d'intensité ; mais ils se prolongent ordinairement pendant un mois, en moyenne. Le traitement exerce une grande influence sur la marche de cette maladie, qui passe quelquefois à l'état chronique.

ARTICLE II. — *Causes et variétés.*

Il est assez rare que la cystite aiguë du col se développe sans cause connue et qu'elle mérite le nom d'idiopathique.

Plus commune et plus grave chez le vieillard que chez l'adulte, cette variété est souvent sous l'influence d'un refroidissement brusque ou d'un excès de boissons alcooliques.

L'inflammation du col peut-elle être symptomatique de néoplasies développées dans l'épaisseur de ses parois, de tubercules, par exemple ?

La *cystite traumatique du col* n'est pas très-commune ;

elle est déterminée par des violences, par le cathétérisme, non-seulement quand il est mal fait ou trop répété, mais encore quand la dilatation ou la lithotritie sont pratiquées avec toute l'habileté et la prudence nécessaires. Chez la femme, pendant un accouchement laborieux, la pression violente et prolongée de la tête fœtale sur le col de la vessie, peut être cause d'inflammation et, dit-on, de gangrène. On sait que, chez la femme, les maladies utérines sont souvent compliquées de cystite (1).

La cystite aiguë du col peut résulter de la présence d'un corps étranger, qui irrite directement la muqueuse ; je ne parle pas de ceux que les malades ont introduits dans leur vessie (ils ne causent guère que la cystite du corps), mais des sondes à demeure et surtout des calculs ; la *cystite calculeuse* débute ordinairement par le col et s'y maintient le plus souvent.

Il en est de même de la *cystite cantharidienne* et de la *cystite blennorrhagique*.

Cette dernière, si fréquente dans la blennorrhagie aiguë, se manifeste à une époque assez éloignée du début et même dans le cours d'écoulements déjà chroniques. D'après M. Fournier, c'est un résultat de l'extension ascendante de la phlegmasie dans le canal; des *excitations diverses de l'urèthre* peuvent néanmoins servir de cause occasionnelle (2).

Comme on vient de le voir, les variétés de la cystite aiguë du col sont tirées des causes de cette maladie.

Mais il est un symptôme qui, lorsqu'il est marqué et persistant, mérite de servir de base à une variété impor-

(1) Demarquay, *Union médicale*, n° 118.

(2) Fournier, Dictionnaire de médecine et de chirurgie pratiques, tome V, article Blennorrhagie.

tante : ce symptôme, c'est l'hématurie, et la variété, c'est la cystite hémorrhagique.

Parmi les cas que j'ai observés, le pissement de sang a pris parfois au début une telle proportion, qu' on aurait pu distinguer, d'après la marche de la maladie, une période hémorrhagique et une période inflammatoire.

On a quelquefois attribué cette hématurie à des varices du col de la vessie ; Desault croit avoir guéri avec la sonde à demeure, agissant par compression, des hémorrhagies rebelles provenant, selon lui, de dilatations variqueuses.

Selon Civiale, il s'agit simplement d'un développement anormal des vaisseaux capillaires si abondants qui rampent à la surface du col.

Quelle est la cause de ce développement?

Il peut être dû à toutes les causes qui obligent à des efforts pour expulser l'urine, les calculs par exemple (1).

Il résulte aussi parfois d'une irritation passagère ; mais il se produit souvent sous l'influence d'une phlegmasie du col vésical, et donne lieu à certains accidents particuliers. Dans ce dernier cas, il survit à la maladie principale, et si une nouvelle phlegmasie se développe, on pourra observer une exhalation sanguine fort abondante (2).

La compression des vaisseaux du col plus ou moins dilatés, au moment des épreintes convulsives qui chassent les dernières gouttes d'urine, explique donc probablement la fréquence du pissement de sang.

Ce dernier n'a guère lieu qu'à la fin de la miction ; les dernières gouttes sont sanguinolentes, puis uniquement constituées par du sang pur, qui est quelquefois assez

(1) Phillips, Traité des maladies des voies urinaires, page 405.

(2) Civiale, Traité pratique sur les maladies des organes génito-urinaires, tome II, page 361.

abondant. Tantôt l'hémorrhagie cesse quand la maladie devient moins aiguë, tantôt elle persiste jusqu'à guérison définitive.

ARTICLE 3. — *Anatomie pathologique.*

J'ai déjà signalé l'incertitude où l'on se trouve encore sur les lésions anatomiques de la cystite du col. On ne connaît guère là-dessus que ce qu'ont révélé deux moyens d'exploration qui ne sont pas sans inconvénients, surtout dans la cystite aiguë : je veux parler du cathétérisme et de l'endoscope. Le cathétérisme pratiqué avec une bougie exploratrice à boule peut révéler le siége d'un obstacle et indiquer s'il existe dans la région prostatique ; mais le véritable explorateur du col de la vessie, c'est une sonde à petite courbure. On la tourne en divers sens dans l'intérieur du col, on la conduit dans la vessie, puis on la ramène doucement au col, en portant la courbure et le bec de l'instrument de tous les côtés.

Dans cette exploration, si le col est sain, on a la sensation d'une souplesse absolue. Dans le cas contraire, on sent très bien un certain degré de résistance, de rigidité du col, dû à son épaississement, lequel est quelquefois plus prononcé d'un côté que de l'autre (1).

Il est extrêmement probable que, dans la grande majorité des cas, la muqueuse est seule altérée ; mais comment le reconnaître ?

Si le début de la maladie est encore peu éloigné, si elle n'est pas très-intense, si surtout l'on ne peut rien constater par le toucher rectal, tandis que par le cathétérisme on trouve un épaississement, on a le droit de supposer que la muqueuse est seule atteinte.

(1) Clinique de M. Guyon du 6 avril 1872.

Quand l'inflammation s'est étendue aux fibres musculaires du col, elle peut, en les hypertrophiant, créer à la longue une de ces valvules dont je parlerai à propos de la cystite chronique.

L'endoscope de M. Desormeaux permet de voir sur le col de petites exulcérations. Presque toujours limitées à la muqueuse, elles sont sans doute causées parfois par le séjour d'un corps étranger, calcul ou sonde à demeure; mais elles me paraissent dues ordinairement à la contracture des fibres musculaires qui froncent et excorient la muqueuse boursouflée.

Je crois devoir ici donner quelques détails sur les idées de M. Désormeaux; je les dois à l'obligeance de M. Seuvres, qui est en ce moment interne dans son service.

La blennorrhagie est la cause la plus fréquente des ulcérations qui siégent dans le canal de l'urèthre; ces dernières se rencontrent surtout vers le bulbe et dans la région membraneuse, mais souvent avec elles coexistent des ulcérations de même nature dans la portion prostatique et le col de la vessie.

L'endoscope permet d'affirmer leur existence, de préciser leur siége et d'appliquer directement des modificateurs. Il indique aussi leur nature. Et en effet, les ulcérateurs de l'urèthre n'ont pas toutes une origine blennorrhagique, et sont quelquefois de nature arthritique, herpétique, tuberculeuse, strumeuse ou cancéreuse.

Voici ce qui se passe dans le cas de blennorrhagie:

Dans la période aiguë de la chaude-pisse, on sait que l'uréthrite se propage de proche en proche du méat aux parties profondes de l'urèthre jusqu'à la prostate et au col de la vessie; elle n'atteint guère ces dernières parties qu'au bout de six semaines ou deux mois.

On observe d'abord dans les points successivement enflammés une érosion, un dépoli de la muqueuse, résultant de la chute de l'épithélium. Le plus souvent, au bout d'un temps assez variable (deux à quatre mois), l'inflammation tend à se limiter aux régions membraneuses et prostatiques, le col de la vessie et la portion spongieuse ayant recouvré leur aspect normal. L'ulcération fixe, circonscrite, se recouvre de granulations vasculaires analogues à celles que l'on observe sur la conjonctive; elles donnent à la muqueuse vue à l'endoscope l'apparence d'une mûre.

Les ulcérations herpétiques se distinguent des précédentes parce qu'elles sont disséminées çà et là dans diverses portions du canal de l'urèthre indistinctement; elles ne présentent pas de saillies mamelonnées, mais de petits enfoncements, comparables aux dépressions d'une peau d'orange. En rapport avec les inflammations saisonnières, elles se montrent surtout au printemps et en automne, et coexistent quelquefois avec l'herpès du prépuce; elles récidivent facilement et causent les blennorrhées dites à répétition.

Les ulcérations tuberculeuses et strumeuses, spéciales à la région prostatique, se présentent rarement sans que certains signes aient éveillé l'attention du praticien vers d'autres organes (épididyme, poumon). L'endoscope montre des ulcères profonds et anfractueux, avec engorgement chronique de la glande. Si les accidents du côté d'autres organes manquent, il est souvent difficile de préciser la nature de ces ulcérations, car, si au début les ulcérations blennorrhagiques ou herpétiques de la prostate présentent les caractères énoncés plus haut, à une période plus avancée elles peuvent, elles aussi, devenir profondes et fongueuses.

L'examen des autres portions de l'urèthre sera utile alors en révélant la présence ou l'absence d'autres ulcérations blennorrhagiques ou herpétiques.

Les ulcérations cancéreuses envahissent rapidement la portion prostatique de l'urèthre et le col de la vessie. L'endoscope montre des surfaces irrégulières d'un blanc jaunâtre avec des mamelons larges et peu saillants, et présentant par places des ecchymoses d'un rouge foncé. Dans plusieurs circonstances, on put, à l'aide cet instrument, porter le diagnostic de tumeur encéphaloïde du col de la vessie, avant que les symptômes généraux fissent soupçonner la nature du mal (Désormeaux).

Dans un cas où M. Gueneau de Mussy avait diagnostiqué un cystite du col avec uréthrite d'origine traumatique, M. Voillemier crut reconnaître une fissure du col vésical (1).

Ce chirurgien a observé quelques cas très-curieux d'ulcérations. Deux lobes de la prostate hypertrophiés s'étaient ulcérés et adhéraient entre eux, de manière à constituer un véritable rétrécissement au col de la vessie. Une pièce recueillie dans le service de M. Guyon semble une curiosité pathologique de ce genre; cependant M. Voillemier, auquel mon maître l'a montrée, croit plutôt à une fausse route.

Les lésions inflammatoires sont-elles bornées au col ou ont-elles envahi le corps de l'organe? C'est le cathétérisme qui donnera les meilleures indications; je chercherai à résoudre ce problème à propos du diagnostic.

(1) Gueneau de Mussy. Des injections au nitrate d'argent dans un cas de cystite du col avec uréthrite d'origine traumatique et se rattachant aux circonstances de l'accouchement, Journal de médecine et de chirurgie pratiques, novembre 1870.

Article 4. — *Complications.*

Les rétrécissements de l'urèthre et les maladies de la prostate, ainsi que les calculs, sont les complications les plus importantes de la cystite du col.

J'ai signalé le danger de la rétention d'urine qui survient quelquefois; elle peut, si on ne la fait pas disparaître, amener une paralysie persistante des fibres de la vessie, et surtout favoriser l'extension de l'inflammation au corps de l'organe, par suite des efforts qu'il fait pour se débarrasser de son contenu. Il faut donc, quand même le malade rendrait une certaine quantité d'urine, s'assurer si la vessie ne reste pas distendue.

Quand la maladie s'est étendue au corps de la vessie, il arrive rarement qu'elle gagne le péritoine ou les reins. Alors le ventre se gonfle, devient douloureux dans toute son étendue; il y a des hoquets, des nausées et des vomissements (1).

Article 5. — *Diagnostic.*

J'étudierai seulement le diagnostic différentiel et le diagnostic des causes et variétés.

§ 1er. — *Diagnostic différentiel.*

Il doit être établi entre la cystite aiguë du col et celle du corps, ainsi qu'avec les maladies qui ressemblent à la première.

1° Diagnostic entre la cystite aiguë du col et celle du corps.

(1) Valette, Nouveau dictionnaire de médecine et de chirurgie pratiques, tome X, art. cystite.

Il est facile, avec les signes que j'ai donnés, de reconnaître l'existence d'une cystite; mais, d'après la plupart des auteurs, on ne pourrait distinguer la cystite du col de celle du corps, ce qui rendrait, on le comprend, ma tâche singulièrement difficile. Cependant un fait qui me paraît hors de doute, c'est qu'on peut discerner les cas où l'inflammation débute et prédomine au col de la vessie, et ce sont les plus fréquents, à cause de la grande sensibilité normale de cette partie; et puis, je crois qu'il est presque toujours possible, non-seulement de faire le diagnostic de la cystite du col, mais encore d'indiquer le moment où l'inflammation a envahi le corps de la vessie.

Les épreintes convulsives qui se produisent au moment où les dernières gouttes d'urine sont évacuées et qui portent alors la douleur à son paroxysme, me semblent véritablement caractéristiques de la cystite du col. C'est l'opinion de M. Fournier.

D'autres signes, quoique moins spéciaux, n'en sont pas moins importants par leur fréquence beaucoup plus grande dans cette maladie : je veux parler du siége de la douleur immédiatement derrière et au-dessous du pubis, de sa propagation jusqu'au rectum, des envies d'uriner qui tourmentent si souvent les malades, du ténesme, du pissement de sang.

Si les signes locaux sont moins prononcés dans la cystite aiguë du corps, je dirai tout le contraire des signes généraux, et surtout de la fièvre. En outre, les dépôts de l'urine sont beaucoup plus abondants : tandis que, dans la cystite aiguë du col, les premières portions sont claires et limpides, dans celle du corps tout le liquide est trouble et sanguinolent. Mais pour arriver à une certitude encore plus complète, et pour savoir si l'inflammation a envahi le corps de la vessie, il faut avoir recours au cathétérisme, qui est peut-être le meilleur moyen de diagnostic, mais qui nécessite des précautions sur lesquelles je reviendrai à propos du traitement.

Pour la question que j'examine en ce moment, on doit se servir, comme M. Guyon, d'une bougie exploratrice à tige molle et à boules olivaires métalliques de diverses grandeurs, bien en saillie par rapport à la tige sur laquelle on les visse. Elles ont l'avantage de donner des sensations très-précises; avec elles, on peut savoir au juste si l'on est dans le col ou dans la vessie, à condition de se servir d'une boule d'un diamètre suffisant.

Quand on est arrivé dans le col (que je suppose à l'état sain), après avoir fait un peu souffrir le malade en passant sous le pubis, on en est prévenu d'abord par une petite sensation de contact, quand la boule est volumineuse et que le col se contracte; de plus, le malade éprouve une légère envie d'uriner; mais l'on doit, pour obtenir une certitude absolue, combiner le palper avec le toucher rectal (1).

Si le col est enflammé, c'est au passage de la boule que la douleur est très-vive, l'envie d'uriner insupportable; quand, au contraire, la boule de l'explorateur a pénétré dans la vessie saine, ce qu'on reconnaît à un sentiment d'échappement et de vide très-grand, on a beau la promener sur la surface du viscère, on ne détermine aucune souffrance. C'est donc à tort qu'on a contesté la valeur du cathétérisme, sous prétexte que, dès l'entrée d'un instrument dans la vessie, le malade accuse toujours une très-vive douleur, qui persiste même quand cet instrument est immobile (2): si cet inconvénient a lieu quelquefois avec

(1) Clinique de M. Guyon du 6 avril, 1872.

(2) Phillips, Traité des maladies des voies urinaires, page 496.

une sonde, avec l'explorateur dont j'ai parlé, c'est la boule seulement qui détermine la sensation, et l'on peut savoir avec précision l'endroit où elle est produite.

Si le corps de l'organe est enflammé, on donne lieu à une vive douleur en promenant la boule de l'explorateur dans la vessie.

2° Diagnostic entre la cystite aiguë du col et les maladies avec lesquelles on pourrait la confondre.

Le diagnostic de la cystite aiguë du col doit être fait avec le spasme du sphincter vésical, la névralgie du col, la prostatite, l'uréthrite chronique profonde.

Le *spasme du sphincter vésical* peut amener la contracture des fibres musculaires et la plupart des signes de la cystite aiguë du col. Il s'agit donc de savoir si le spasme est causé par cette phlegmesie, ou s'il existe en dehors d'elle.

Dans le spasme idiopathique, les urines sont naturelles; elles sont troubles dans la cystite du col. Mais si, dans le cas de spasme, il survient de la rétention d'urine, ce liquide peut être altéré, en dehors de toute inflammation.

L'absence de fièvre n'a pas une grande valeur ; car elle manque souvent dans la cystite du col, surtout quant cette maladie est peu intense.

Une circonstance plus utile pour le diagnostic, c'est l'allure de la maladie qui, tantôt extrêmement légère, s'aggrave de temps en temps sans cause bien appréciable.

Avec les caractères précédents, on pourra souvent arriver au diagnostic, si on y joint l'étude attentive des antécédents du malade, qui indiqueront ordinairement la cause de la maladie: si, par exemple, elle est le résultat de l'extension d'une inflammation voisine, on annoncera une cystite du col; si l'on ne trouve pas de cause capable d'expliquer cette dernière, si le sujet est très-irritable, on aura le droit de penser à un spasme idiopathique, et, dans ce cas, si on veut s'éclairer plus complétement, on aura recours au cathétérisme.

Quand ce dernier indique l'existence d'une des lésions de la cystite du col dont je parlerai plus tard, le diagnostic ne laisse rien à désirer ; malheureusement la douleur rend le plus souvent toute exploration sérieuse impossible ; voici alors ce qui se passe.

Dans le cas de cystite, le col se contracte sur l'instrument qui le traverse, et est, en ce moment, le siége d'une douleur très-vive. Dans le cas de spasme, le col se resserre avec force au devant de l'instrument ; si l'on s'obstine à vouloir entrer, on ne réussit qu'à exagérer la contracture et la douleur ; si on laisse la sonde en place, le col s'ouvre bientôt de lui-même pour recevoir l'instrument, et alors, contrairement à ce qui a lieu dans le cas d'inflammation, comme le spasme a cessé, la douleur est à peu près nulle.

M. le professeur Dolbeau a cité dans sa clinique (1) deux cas fort curieux de spasme idiopathique, que lui révéla surtout le cathétérisme.

Dans le premier, le spasme n'occupait que la région membraneuse de l'urèthre. L'olive d'une bougie de Ch. Bell pénétrait facilement dans toute la portion spongieuse, puis s'arrêtait brusquement. M. Dolbeau attendit sans forcer : au bout de quelques instants, l'instrument s'engagea de nouveau en déterminant une certaine douleur, qui cessa complétement, tant qu'on le laissa en place à son arrivée dans la vessie; en retirant l'olive, mêmes phénomènes d'arrière en avant.

On s'assura de la longueur de la bougie qui avait pénétré

(1) Dolbeau, Leçons de cliniques professées à l'Hôtel-Dieu en 1666.

jusqu'à l'obstacle, et l'on sut ainsi que ce dernier était situé à 15 centimètres du méat, c'est-à-dire dans la région membraneuse de l'urèthre.

Ce trouble fonctionnel, brusque dans son apparition et dans sa disparition, ne pouvait être qu'un spasme uréthral. L'olive finit en effet par passer sans difficulté, et l'on put, séance tenante, pratiquer le cathétérisme avec une sonde métallique et explorer la vessie très-facilement, sans trouver ni cystite, ni calcul.

Une névralgie du col vésical ne se serait pas réveillée par l'exploration avec une bougie à olive, et, loin de céder à la même manœuvre répétée plusieurs fois de suite, se serait exaspérée.

N'en aurait-il été pas de même, à plus forte raison, d'une cystite du col ?

Ainsi, le spasme idiopathique est heureusement modifié par le cathétérisme journalier, contrairement à ce qui a lieu pour la cystite du col, et surtout pour la cystite aiguë.

Le second cas observé par M. Dolbeau m'a encore plus intéressé, en ce que le spasme avait pour siége, non-seulement la région membraneuse de l'urèthre, mais aussi le col de la vessie. Seulement, comme la maladie était beaucoup plus ancienne, à la contraction spasmodique des fibres musculaires avaient succédé une vraie contracture et une déviation permanente du canal, qui avaient déterminé de la cystite chronique et même une lésion rénale.

Quand on voulut pratiquer le cathétérisme avec une sonde métallique, une impression très-douloureuse produite sur la muqueuse de la verge détermina une érection réflexe, qui obligea à retirer l'instrument.

Mais une bougie exploratrice flexible, qui, au lieu de

résister, s'accommodait à la direction du canal, pénétra, quoique avec difficulté, dans la vessie.

On constata un premier temps d'arrêt à 16 centimètres 1/2 du méat urinaire, et un second à 19 centimètres; au moment du passage de l'olive à ces deux points, le malade accusait une vive douleur, qui cessait quand cette olive était dans l'intervalle.

Il y avait donc deux obstacles par spasme, l'un à l'orifice de la portion musculeuse de l'urèthre, l'autre au col de la vessie: la première résistance franchie, la bougie était comme saisie par son extrémité olivaire et déviée en haut.

La contraction spasmodique de l'urèthre se rencontre chez la femme: dans l'exemple rapporté par M. Dolbeau, ce n'est qu'à une époque avancée de la maladie que se montrèrent le sang et le dépôt purulent; ce dernier, qu'on observa à des intervalles très-irréguliers, résultait d'une cystite chronique consécutive.

La *névralgie du col* présente beaucoup de rapports avec le spasme, dont elle s'accompagne souvent.

Quand la névralgie est isolée et récente, il n'y a pas d'altération des urines; plus tard, elles peuvent devenir légèrement muqueuses, mais il n'y a presque jamais d'hématurie.

Dans la cystite du col, les troubles fonctionnels de la vessie, tout en variant d'intensité selon les moments, sont à peu près continus; dans la névralgie, ils apparaissent à des intervalles plus ou moins éloignés.

Ces symptômes, qui se montrent d'abord par accès, ont donc une marche irrégulière (1), en quelque sorte inter-

(1) Civiale, Traité pratique sur les maladies des organes génito-urinaires, tome Ier, page 58.

mittente et capricieuse, et, dans quelques cas, périodique.

D'après Thompson, les écarts de régime ne les aggravent pas toujours, et le changement d'air et de lieu produisent une amélioration qui n'est habituellement que temporaire. Le même chirurgien croit que la névralgie, souvent sans cause appréciable, est quelquefois sous l'influence du miasme paludéen (1).

Chez un malade que j'ai observé en 1868, et dont j'ai l'observation entre les mains, les envies fréquentes d'uriner se montraient surtout le matin et déterminaient une douleur répondant au bout de la verge, et s'irradiant dans les cuisses et jusqu'aux talons; cette douleur disparaissait après la miction. La vessie était très-contractile, et ses contractions étaient, comme à l'ordinaire, involontaires et douloureuses.

Quand la névralgie s'accompagne de spasme, on conçoit combien il est difficile de démêler ce qui appartient à l'une de ce qui appartient à l'autre, et de dire s'il y a oui ou non inflammation.

La *prostatite* n'est pas non plus facile à distinguer de la cystite aiguë du col.

M. Fournier donne néanmoins d'excellents signes distinctifs (2).

Dans la cystite aiguë du col, ce qui frappe le plus, ce sont les envies d'uriner fréquentes et impérieuses et le ténesme vésical; dans la prostatite, c'est le ténesme rectal.

Les douleurs de la prostatite, qui sont accrues par la

(1) Henry Thompson, dans System of surgery de Holmes, page 908.

(2) Fournier, Dictionnaire de médecine et de chirurgie pratiques, tome V, article Blennorrhagie.

défécation, sont plus vives et plus profondes que celles de la cystite; la dysurie et la rétention d'urine sont beaucoup plus fréquentes, et les symptômes généraux plus accentués.

Ce qui est propre à la prostatite, c'est une prostate gonflée et très-douloureuse, que montre le toucher rectal; tandis que les altérations de l'urine, la vivacité de la douleur au moment où les dernières gouttes sont évacuées, et surtout les épreintes convulsives qui surviennent alors, sont caractéristiques de la cystite aiguë du col.

L'*uréthrite chronique profonde* peut se compliquer de cystite du col par propagation de l'inflammation; mais, si ces deux maladies existent parfois en même temps, elles n'en méritent pas moins d'être distinguées au point de vue clinique, quoique toutes deux soient justiciables du même mode de traitement. Par uréthrite chronique profonde j'entends, en effet, celle qui occupe les régions membraneuse ou prostatique de l'urèthre, et dans laquelle les injections doivent être faites au-delà du ligament de Carcassonne.

Dans cette dernière, comme dans la cystite du col, il y a ordinairement de la douleur au moment de la miction; mais c'est une cuisson qui se produit au passage de l'urine sur la surface enflammée; il y a quelquefois une démangeaison presque continuelle dans les parties profondes du canal.

Le malade est moins souvent tourmenté par les envies d'uriner, et, s'il y a de la difficulté à rendre les dernières gouttes d'urine, l'expulsion de ces dernières ne s'accompagne pas de vives douleurs comme dans la cystite et n'est pas suivie d'épreintes convulsives.

Les urines contiennent assez rarement du muco-pus,

presque jamais du sang ; c'est le premier jet qui donne le précipité purulent (Mercier).

Si c'est une blennorrhée, et c'est le cas le plus fréquent, le matin il se présente au méat une goutte laiteuse ou jaunâtre, et, pendant le jour, il n'y a qu'un léger suintement.

Le cathétérisme achève de préciser le dignostic. Une bougie exploratrice à boule détermine des douleurs plus ou moins vives au niveau des points enflammés ; souvent la boule de l'instrument s'arrête dans la région membraneuse contracturée.

Il est vrai que, même quand l'uréthrite chronique existe seule, toute la partie profonde du canal est souvent sensible ; mais alors l'extrémité de la bougie franchit le col, qui ne présente rien de particulier, sans déterminer de douleur ni de pressants besoins d'uriner, et peut se mouvoir dans la vessie sans que le malade accuse de sensation pénible ; quand on retire l'explorateur, il ramène une goutte de mucus blanchâtre ou de pus.

Lorsqu'il y a un rétrécissement au collet du bulbe, il faut prendre garde de confondre avec une blennorrhée la prostatorrhée qui est alors si fréquente ; la sécrétion ne consiste, dans cette dernière, qu'en un mucus blanc, laiteux, et non d'aspect purulent ; le canal est sensible vers le col de la vessie.

Quand la douleur forme une ceinture autour du basventre et s'irradie jusqu'aux membres inférieurs, il faudrait faire un examen bien incomplet pour croire à une névralgie sciatique.

Le frisson et le léger mouvement de fièvre qu'il y a quelquefois ont pu en imposer un moment pour une fièvre intermittente.

§ 2. — *Diagnostic des causes et variétes.*

Si l'on veut découvrir la cause d'une cystite aiguë du col, il faut d'abord s'informer avec soin des commémoratifs et recueillir tous les renseignements que peut fournir le malade.

Si ces renseignements, joints à l'examen de l'état local, n'indiquent pas suffisamment la cause de la maladie ; s'il n'y a aucune altération appréciable du côté des voies urinaires, on songera à une cystite du col idiopathique, surtout si le malade a fait quelques excès ou s'est exposé au froid.

Le cathétésisme et l'existence de tubercules dans d'autres organes, et particulièrement dans la prostate, pourraient-ils faire soupçonner que la cystite est sous la dépendance de tubercules développés dans les parois du col de la vessie?

Les commémoratifs rendent la cystite traumatique du col facile à reconnaître.

C'est surtout par le cathétérisme qu'on découvrira si la cystite aiguë du col est due à la présence d'un calcul ; pour le pratiquer, on pourra se servir de l'explorateur à tête métallique dont j'ai parlé, ou, si le canal est parfaitement libre, d'une sonde en argent à robinet. Il n'est pas rare de rencontrer dans le col des petits graviers de diverses sortes; quelquefois c'est le toucher rectal qui fera reconnaître un calcul arrêté au niveau du col de la vessie.

Si l'on soupçonne une cystite cantharidienne, il faut s'informer si un vésicatoire n'a pas été placé quelque part ; quant à l'empoisonnement cantharidien, il est aussi rare que difficile à faire avouer au malade.

C'est surtout dans cette variété qu'il y a des douleurs

très-vives au méat urinaire et de l'ardeur en urinant, des épreintes au périnée, des érections extrêmement pénibles.

Un phénomène particulier à la cystite cantharidienne, c'es l'expulsion avec les urines, qui sont très-peu abondantes, de flocons albumineux et de lambeaux de fausses membranes roulées sur elles-mêmes, dont la sortie augmente encore les douleurs de la miction (Morel-Lavallée). La rétention d'urine est au contraire rare et peu durable.

Du reste, la marche de la maladie est très-aiguë et la guérison ordinairement rapide, même sans aucun traitement; c'est exceptionnellement qu'il s'établit une cystite chronique.

Dans la cystite blennorrhagique, il y a des douleurs en urinant, suivies d'empreintes très-pénibles, plutôt que de la difficulté pour uriner; presque jamais la rétention d'urine n'est complète.

Momentanément diminué pendant qu'il y a cystite du col, l'écoulement uréthral reparaît, quand elle a disparu, avec son abondance première.

Article 6. — *Pronostic.*

Le pronostic est assez sérieux, surtout quand il y a complication de corps étrangers; il peut être modifié beaucoup par le traitement. La cystite, chez la femme, est plus grave que chez l'homme, parce que le flux menstruel tend à exaspérer la maladie et à favoriser les récidives.

CHAPITRE II.

DE LA CYSTITE CHRONIQUE DU COL.

Article 1er. — *Symptômes.*

§ 1er. *Symptômes locaux.*

Quand la cystite chronique du col s'établit d'emblée, et

c'est le cas le plus fréquent, les symptômes locaux, presque insensibles au début, se caractérisent peu à peu, mais restent toujours moins prononcés que dans l'état aigu.

La *douleur*, qui peut faire complétement défaut, ne consiste d'abord qu'en un peu de gêne et de pesanteur au périnée, au rectum, à la région hypogastrique; mais bientôt elle devient plus vive, au moment où sont rendues les dernières gouttes d'urine.

Les *troubles de la miction* sont presque aussi pénibles que dans la cystite aiguë du col. Les envies d'uriner sont, il est vrai, un peu moins fréquentes; mais on verra, à propos des complications, combien la rétention d'urine peut avoir de gravité.

Les *altérations de l'urine*, beaucoup moins prononcées que dans l'inflammation chronique généralisée, le sont un peu plus que dans la cystite aiguë du col. Ce liquide présente une odeur ammoniacale et une réaction alcaline. Selon Mercier, il contient du mucus, du pus, du sang.

Lorsque l'urine est muqueuse, elle se trouble par le refroidissement, et il se forme, au fond du vase, un dépôt adhérent constitué par des mucosités filantes et visqueuses.

Lorsque l'urine est purulente, ce dépôt est opaque et jaunâtre, et l'examen microscopique y révèle la présence du pus; ce dernier est-il seul ou un peu mêlé de mucus, le dépôt est plus blanc, moins visqueux et comme granuleux. Lorsque l'urine contient du sang, il va sans dire qu'elle est plus ou moins noirâtre.

§ 2. *Symptômes généraux.*

Les symptômes généraux sont beaucoup moins marqués que dans la cystite chronique généralisée. Cependant des envies incessantes d'uriner, jointes à quelques troubles digestifs, peuvent rendre le malade hypochondriaque. Il y a un peu plus souvent que dans l'état aigu des frissons et de petits accès de fièvre.

§ 3. *Marche, durée, terminaison.*

La cystite chronique du col a quelquefois de la tendance à se prolonger indéfiniment, en présentant des alternatives diverses ; sa marche et sa durée sont d'ailleurs très-variables et peuvent être influencées beaucoup par le traitement. Longtemps après la guérison, les urines contiennent encore un peu de mucus.

Article 2. — *Causes et variétés.*

Une cystite idiopatique du col peut se montrer d'emblée à l'état chronique ; elle survient le plus souvent sous l'influence de causes plus faites pour entretenir la maladie que pour lui donner naissance : température froide et humide, abus des boissons excitantes, excès vénériens ou masturbation (Valette).

Des corps étrangers, une sonde à demeure, des calculs, peuvent amener une cystite chronique du col.

La cystite cantharidienne n'est jamais chronique d'emblée.

Il est rare que la cystite blennorrhagique le soit ; cependant une uréthrite chonique s'étend assez souvent jusqu'au col de la vessie.

La cystite chronique du col mérite beaucoup moins souvent que l'aiguë le nom d'*hémorrhagique*.

Article 3. — *Anatomie pathologique.*

Je ne répéterai pas ce que j'ai déjà dit pour les lésions de l'état aigu ; elles sont probablement à l'état chronique un peu plus prononcées. C'est alors que le spasme dû à l'inflammation, comme d'ailleurs celui qui existe en dehors d'elle, peut, à force de mettre les fibres musculaires du col dans un état de contracture, en amener l'hypertrophie et créer une saillie anormale du bord postérieur ou rectal du col de la vessie, saillie telle qu'elle vient recouvrir le bord antérieur et s'oppose, comme une soupape, à la sortie de l'urine : c'est ce qu'on appelle une valvule musculaire (Mercier). Thompson fait observer qu'on a eu tort de désigner sous le nom de valvule prostatique l'hypertrophie de la prostate.

La valvule musculaire, qui consiste en une augmentation de volume et quelquefois en un changement de direction de la face inférieure du col de la vessie, n'est point rare, selon Guthrie, et accompagne fréquemment la cystite; mais son diagnostic est difficile. On peut confondre ces cas avec ceux où il y a contracture du sphincter. Cependant le malade, quand il y a une valvule au col, urine plus difficilement et plus souvent; il y a, dit-on, un engourdissement de l'extrémité de la verge et une sensation de piqûre d'aiguilles dans la fosse naviculaire (1).

Le meilleur moyen de diagnostic est le cathétérisme : une bougie à boule ramène un peu de mucus et quelquefois du sang; mais l'instrument par excellence, pour cette exploration, c'est le cathéter à courbure brusque de Mercier. Le talon de ce dernier est arrêté par la valvule; on abaisse alors lentement le pavillon entre les cuisses du malade, et on le pousse doucement dans la vessie Au col, on peut faire circuler le bec du cathéter autour de cette partie, sans être obligé de lui imprimer des mouvements d'ascension, comme il faudrait le faire si on rencontrait une tumeur (Mercier).

(1) Phillips, Traité des maladies des voies urinaires, page 44.

Quand on le retire et qu'il arrive dans la portion membraneuse, on sent qu'il vient d'échapper à un obstacle.

Quand on lui a fait parcourir circulairement la surface uréthro-vésicale, il n'a pas été arrêté, tandis qu'en le tirant sur la lèvre inférieure du col, on l'a fortement accroché.

Cette lésion, qui peut résulter d'une simple névralgie du col, peut-elle être distinguée sur le vivant de celle qu'on a appelée valvule prostatique? En tenant compte de ce que j'ai dit, et surtout en éclairant le cathétérisme par le palper et le toucher rectal, on y parviendra, je crois, assez souvent.

Article 4. — *Complications.*

Les principales complications sont les maladies de la prostate, les rétrécissements de l'urèthre, les calculs et les tumeurs développées dans le voisinage du col. C'est par le toucher rectal et le cathétérisme qu'on reconnait les *maladies de la prostate,* et en particulier l'hypertrophie. Il y a, dans ces cas, de la difficulté à uriner plutôt que de la douleur, et cette difficulé se montre surtout la nuit, au commencement de la miction.

C'est encore par le cathétérisme combiné avec le toucher et le palper, et pratiqué avec un explorateur à boule métallique, et non plus, comme pour la prostate, avec une sonde à petite courbure, qu'on constatera les *rétrécissements de l'urèthre.*

M. Guyon recommande de se servir d'abord d'une boule volumineuse, et de prendre ensuite des boules de plus en plus petites, jusqu'à ce qu'on puisse passer; on déplisse ainsi peu à peu les portions de l'urèthre non malades et l'on reconnait, d'une façon précise, celles qui sont rétrécies.

J'ai déjà dit comment on diagnostiquait les calculs : ils constituent une complication d'autant plus grave que, même après qu'on en a débarrassé le malade, ils laissent souvent une augmentation notable de la prostate.

Chez les calculeux, c'est surtout le jour que la miction est difficile, particulièrement à l'instant où elle va finir.

Les *tumeurs développées dans le voisinage du col* peuvent venir se placer de manière à en obstruer l'orifice.

Toutes ces complications sont un obstacle à l'écoulement de l'urine, qui se fait difficilement ou incomplétement; elles peuvent d'ailleurs jouer le rôle, non-seulement de complications, mais aussi de causes de cystite chronique du col, par suite des efforts répétés auxquels elles obligent le sphincter.

Ce dernier peut déterminer tantôt la rétention, tantôt l'incontinence d'urine. Quand le sphincter est contracturé, ce qu'occasionne parfois un écart de régime, il survient une rétention d'urine qui, moins grave que lorsqu'elle est due aux obstacles que j'ai énumérés ou au gonflement du col, n'en peut pas moins amener des accidents sérieux que prévient le cathétérisme. Mais, si ce dernier n'est pas pratiqué, les urines irritent la vessie, lui font faire des efforts répétés, et, par suite, favorisent beaucoup l'extension de la maladie au corps de l'organe. — Quand le sphincter est, au contraire, paralysé, le malade urine presque continuellement goutte à goutte et malgré lui, en un mot il y a nincotinence; dans quelques cas, urinant par regorgement, il émet en vingt-quatre heures une quantité d'urine normale, et n'en conserve pas moins dans la vessie de 1 à 2 grammes d'urine que la sonde seule peut éliminer.

La fréquence des lésions prostatiques explique pourquoi

on a constaté plusieurs cas d'impuissance à la suite de la cystite chronique du col.

C'est surtout dans la cystite du corps que la contractilité de la vessie, souvent augmentée au début, peut être très-diminuée à une époque avancée de la maladie ; mais cette paralysie résulte aussi quelquefois de la cystite chronique du col, par suite de la distension habituelle de l'organe.

Il faut donc, non-seulement palper et percuter le réservoir de l'urine, mais encore se rendre un compte exact de l'état de sa contractilité.

Pour cela, on l'explore avec la sonde à robinet. On a d'abord une idée de la grandeur de l'organe, que l'on complète en mesurant l'urine qu'il contenait. Si la contractilité est augmentée, on sent la vessie s'appliquer énergiquement sur la sonde, à laquelle il est impossible de manœuvrer. Mais, pour bien apprécier la rétraction complète, il faut faire une injection de liquide dans la vessie.

C'est alors le piston de la seringue qui remplace la boule de l'explorateur ou l'extrémité de la sonde, c'est-à-dire que c'est lui qui éprouve les sensations, et il ne faut jamais le pousser brusquement. Il suffit de constater si la vessie se déplisse plus ou moins aisément devant le jet de liquide : si donc elle se laisse distendre, le piston descend sans effort ; s'il y a résistance, si le malade a envie d'uriner, il ne faut pas hésiter à suspendre l'injection, sous peine de donner un accès de fièvre (1).

La maladie peut enfin se compliquer de néphrite, surtout quand elle s'est étendue au corps de la vessie. Dans ce cas, la percussion, qui est douloureuses, indique une augmentation de volume des reins.

(1) Clinique de M. Guyon du 30 mars 1872.

Quand il y a néphrite suppurative, le pus vient-il des reins ou de la vessie ?

Pour le savoir, on a conseillé de laver la poche urinaire avec la sonde à double courant : si l'urine qui arrive peu de temps après est purulente, le pus ne peut s'être déjà formé dans la vessie, il vient des reins ; dans ce dernier cas, il ne contient jamais de phosphate ammoniaco-magnésien, et il y a beaucoup d'albumine dans l'urine qui le surmonte.

Article 5. — *Diagnostic.*

§ 1er *Diagnostic différentiel entre la cystite chronique du col et celle du corps.*

La cystite chronique bornée au col est plus rare que l'aiguë et plus difficile à distinguer de la cystite du corps. Cependant le cathétérisme conserve ici toute sa valeur, et il est plus souvent applicable que dans l'état aigu. Mais des symptômes généraux beaucoup moins prononcés, des altérations de l'urine beaucoup moindres, sont surtout propres à la cystite chronique du col.

Civiale conseille d'examiner le malade au moment où il vide sa vessie : si le col est enflammé, le premier jet d'urine donne le précipité purulent ; le pus pourrait bien aussi venir de l'urèthre : mais alors les signes concomitants, la pression sur la verge, et au besoin, le cathétérisme, l'indiqueraient suffisamment.

Si le bas-fond de la vessie est aussi enflammé, il y a du dépôt dans les premières et dernières portions de liquide expulsé.

Si la phlegmasie est étendue à une grande partie de la surface interne de la vessie, les dépôts sortent avec les urines pendant toute la miction (1).

(1) Civiale, Traité pratique sur les maladies des organes génito-urinaires, tome III, page 454.

Ces dernières sont parfois glaireuses, ce qui est dû à l'action qu'exerce sur le pus le carbonate d'ammoniaque résultant de la décomposition de l'urée : le pus s'offre alors sous la forme d'une masse gélatiniforme et filante, et contient presque constamment un abondant dépôt de phosphate ammoniaco-magnésien (Mercier). Dans le sédiment, on trouve beaucoup d'épithélium vésical.

§ 2. *Diagnostic entre la cystite aigüe du col et les maladies avec lesquelles on pourrait la confondre.*

Je ne pourrais que répéter ce que j'ai déjà dit en traitant de l'état aigu.

ARTICLE 6. — *Pronostic.*

Le pronostic de la cystite chronique du col est plus sérieux que celui de la cystite aiguë, non-seulement parce que la première s'accompagne plus souvent de complications graves, mais aussi parce qu'elle résiste davantage au traitement qu'on lui oppose.

SECONDE PARTIE

Traitement de la cystite du col.

CHAPITRE PREMIER

TRAITEMENT DE LA CYSTITE AIGUE DU COL.

Article 1er. — *Traitement de la cystite aigüe du col en général.*

La cystite aiguë du col donnant lieu souvent à des symptômes inflammatoires très-prononcés, on a dû lui opposer tout d'abord les antiphlogistiques, et ils constituent en effet la base ordinaire de son traitement. Je ne veux pas parler de la saignée du bras, qu'on a pratiquée dans quelques cas rares où la vigueur du sujet et l'acuité de la maladie semblaient en faire une indication utile, mais de l'application de ventouses scarifiées à la région hypogastrique, et surtout de celle de 12 à 20 sangsues au périnée, répétée quelquefois à deux ou trois reprises; ces dernières n'ont paru produire de bons effets. Il en est de même des bains généraux tièdes et prolongés, des cataplasmes maintenus sur le bas-ventre, des demi-lavements émollients froids, des boissons adoucissantes presque froides, comme la tisane de graine de lin édulcorée avec le sirop de guimauve; ces boissons passent pour diminuer l'âcreté de l'urine, mais on doit les donner en quantité modérée, pour peu qu'il y ait tendance à la rétention de ce liquide.

La douleur, les envies fréquentes d'uriner et le ténesme sont des indications trop importantes pour qu'on ne leur ait pas opposé des moyens spéciaux. L'opium est le médicament qu'on a le plus souvent employé contre eux, et aussi celui qui a donné les meilleurs résultats.

On l'a prescrit surtout à l'extérieur, particulièrement en lavement et en injection hypodermique, sans compter les cataplasmes laudanisés à la région hypogastrique et au périnée, ainsi que les suppositoires avec 1 centigramme de chlorhydrade de morphine.

Les quarts de lavement contenant de 10 à 20 gouttes de laudanum, et plus, soulagent un peu les malades; mais ils m'ont semblé moins efficaces que les injections sous-cutanées de chlorhydrate de morphine pratiquées à l'hypogastre ou mieux au périnée : ces dernières ont pourtant l'inconvénient d'être douloureuses, et il est nécessaire de les répéter matin et soir.

On a accusé les préparations opiacées de causer une somnolence préjudiciable au malade; ce reproche n'est pas fondé : il n'y a guère qu'un très-léger assoupissement qui contrebalance l'agitation due aux phénomènes nerveux; cependant j'ai vu quelques femmes être prises de nausées et de vomissements après chaque injection de chlorhydrate de morphine.

La belladone a été ordonnée contre les mêmes symptômes que l'opium. Le Dr Behrend a prescrit l'extrait de belladone progressivement jusqu'à la dose de 5 centigrammes pendant six semaines; puis, s'il y avait des accidents d'intoxication, il descendait à 75 milligrammes qu'il continuait pendant quatre jours. Il dit avoir obtenu par cette méthode, employée seule, de fréquentes guérisons (1).

Mais on remarquera la longue durée du traitement, qui n'est pas d'ailleurs sans inconvénient. Je crois donc que

(1) The Lancet, et Gazette hebdomadaire (année 59, page 532).

la belladone, comme l'opium, ne s'adresse qu'aux indications, d'ailleurs si importantes, dont j'ai parlé. Je trouve consignés dans mes notes quelques effets avantageux obtenus avec des pilules de 1 centigramme de belladone, données à la dose de deux ou trois par jour; on y joignait ordinairement des frictions avec une pommade belladonée au niveau de la région périnéale et de la partie supérieure des cuisses, ainsi que l'application de quelques suppositoires belladonés; on sait que ce médicament a produit de bons effets dans certains cas d'incontinence d'urine.

Il faut toujours, je le répète ici, s'assurer si la vessie est distendue; certes l'introduction d'un instrument un peu volumineux dans cet organe n'est pas toujours inoffensif et peut être bien pénible; et cependant le cathétérisme, malgré ses inconvénients, malgré ses difficultés, est quelquefois indispensable; je reviendrai sur ce sujet à propos de la rétention d'urine dans la cystite chronique du col. Inutile de dire que, dans la cystite aiguë, il ne faut jamais laisser de sonde à demeure.

On parvient à diminuer le dépôt muqueux ou muco-purulent par l'usage de la tisane d'uva ursi, de bourgeons de sapin (30 grammes avec 30 grammes de sirop de tolu.)

Bien entendu qu'il faut s'astreindre pendant longtemps à des précautions hygiéniques sévères pour éviter le passage à l'état chronique.

Ici comme partout, il faut chercher à faire disparaître la cause de la maladie.

Si c'est le cathétérisme, on se gardera pendant quelque temps d'introduire un instrument dans le canal.

Si c'est une sonde à demeure, on doit évidemment l'enlever.

S'il y a des graviers ou un calcul au col de la vessie, on essaiera d'en débarrasser le malade ; mais quand le calcul est dans la vessie même, il faut attendre pour tenter une opération que les accidents inflammatoires se soient dissipés.

Tels sont les moyens qu'on oppose à la cystite du col en général. Comme on le voit, il n'y a que la médication antiphlogistique qui s'adresse à la maladie elle-même ; les autres médicaments ne sont destinés qu'à en atténuer certaines manifestations.

Et maintenant, quels sont les résultats obtenus ? On arrive ainsi à diminuer l'acuité de la maladie ; mais, malgré cette amélioration, on ne parvient jamais à en entraver complètement la marche ; la plupart des cystites aiguës du col traitées de cette manière durent de quarante jours à deux mois.

On a opposé des traitements particuliers à la cystite cantharidienne, à la cystite blennorrhagique et à la cystite hémorrhagique; il me reste à en parler.

Article 2. — *Traitement des cystites cantharidienne, blennorrhagique et hémorrhagique.*

§ 1er. — *Cystite cantharidienne.*

Quand on se trouve devant une cystite cantharidienne, la première chose à faire, c'est d'enlever le vésicatoire qui l'a déterminée. Le camphre appliqué sur ce dernier prévient assez souvent la maladie, et on l'a aussi donné contre elle avec succès à l'intérieur. Selon M. le professeur Gubler, il agit en dissolvant la cantharidine et en l'entraînant du côté de la peau ; M. Martin-Damourette croit, au contraire, que, éliminé par les urines, il défluxionne les vaisseaux de la muqueuse du col.

L'usage des alcalins à l'intérieur a paru quelquefois prévenir les accidents de cystite cantharidienne, en enlevant l'acidité des urines et en empêchant ainsi la cantharidine de devenir libre et irritante. Ollivier et Bergeron n'ont absolument rien obtenu de ce moyen.

Si l'éréthisme génital était très-prononcé, ne pourrait-on pas lui opposer le bromure de potassium ?

§ 2. — *Cystite blennorrhagique.*

Plusieurs médecins ont obtenu les meilleurs résultats du copahu dans cette variété. M. Valette, à l'exemple de Rollet, recommande plus particulièrement la potion de Chopart (1).

Je suis loin de contester les bons effets du copahu dans certains cas, mais je dois aussi faire remarquer ses inconvénients.

Il n'est pas toujours bien supporté par le malade ; on connaît ses effets nuisibles sur les organes digestifs, même quand on le donne en lavement ; et, ce qui est encore plus important, il exagère tellement parfois l'irritation et les troubles fonctionnels du col de la vessie, qu'on est obligé d'en suspendre l'emploi.

Cette médication n'a donc pas d'effets constants : très-utile dans certaines cystites, elle échoue complétement dans d'autres, qu'elle peut même aggraver.

§ 3. — *Cystite hémorrhagique.*

M. Baizeau (du Val-de-Grâce) a depuis longtemps préconisé les balsamiques contre la cystite hémorrhagique du col compliquant l'uréthrite (2).

Le copahu a ici les avantages e les inconvénients que je

(1) Nouveau dictionnaire de médecine et de chirurgie pratiques, tome X, article Cystite.

2) *Gazette des hôpitaux*, trente-quatrième année (1861), n° 115.

viens de faire ressortir. La térébenthine, moins énergique, n'est pas toujours sans utilité.

On a fait, dans ces cas de pissement de sang, des injections d'eau froide et de perchlorure de fer, sur lesquelles je reviendrai un peu plus loin.

Quant aux complications de la cystite aiguë du col, comme elles peuvent aussi se présenter dans la cystite chronique, c'est à propos du traitement de cette dernière que je dirai le moyen de les combattre.

CHAPITRE II.

Traitement de la cystite chronique du col.

Article Ier. — *Traitement de la maladie.*

On a opposé à la cystite chronique du col, pour peu qu'elle ait présenté d'intensité, le même traitement qu'à la cystite aiguë ; toutefois dans ce cas les antiphlogistiques ont été maniés avec plus de réserve, et les calmants ont eu une action moins directe.

C'est surtout dans la forme chronique qu'on a employé, même dans la cystite idiopathique, le copahu et la térébenthine.

M. Gubler conseille de se servir d'une térébenthine molle ou presque solide, qui agit spécialement sur les reins et les organes génito-urinaires, par l'intermédiaire de la résine ; les modifications amenées dans la sécrétion sont bientôt attestées par l'odeur de violette que présentent les urines, et l'on observe une diminution du dépôt muqueux ou purulent.

La térébenthine cuite, à la dose de 4, 6, 8 grammes, prise en deux fois dans la journée, au moment des repas, donne donc des résultats avantageux, surtout dans les cas exempts de toute complication. Mais on a exagéré les bons effets des balsamiques contre la cystite du col ; comme l'a dit Civiale, ils améliorent plutôt qu'ils ne guérissent.

Quant aux eaux alcalines de Vichy, de Contrexéville, d'Evian, de Vals, aux eaux sulfureuses d'Enghien, de Cauterets, de Baréges, elles n'ont guère d'action que sur l'état général.

Il faut évidemment suivre avec soin les lois de l'hygiène, éviter toute espèce d'excès, surtout ceux qui ont un retentissement sur les organes génito-urinaires.

Article II.

Traitement des complications.

§ 1er. — *Rétention d'urine.*

J'ai déjà insisté sur la nécessité de veiller à ce que la poche urinaire se vide régulièrement et complétement. C'est par la sonde qu'on facilite l'écoulement de l'urine et des glaires. Mais le cathétérisme, souvent difficile, toujours douloureux, ne doit être pratiqué que dans le cas où son utilité est incontestable ; et, si l'on veut en éviter autant que possible les inconvénients, il faut procéder avec autant de prudence que de lenteur.

Lallemand, dans ses observations sur les maladies des organes génito-urinaires, conseille d'attendre pour essayer de pénétrer, que le spasme soit dissipé.

Mais que faut-il faire quand il y a obstacle au col vésical ? Voici là-dessus l'opinion de M. Guyon.

Quand le cathétérisme explorateur n'a indiqué qu'un obstacle au col vésical dû à une hypertrophie de la prostate, l'instrument doit écarter les deux lobes augmentés de volume, contourner l'organe ou passer par-dessus.

Pour écarter les deux lobes de la prostate, des instruments droits en gomme élastique, les sondes-bougies à olive par exemple, pourraient suffire à la rigueur ; mais ces instruments, qui se présentent par la pointe, exposent à faire des fausses routes ou des écorchures dangereuses qui saignent abondamment ; avec eux d'ailleurs, on ne peut contourner l'obstacle, si c'est nécessaire.

Il vaut donc mieux se servir, quand le chemin latéral est assez large, de sondes très-molles en caoutchouc, qui sont aussi inoffensives que possible ; mais, même avec ces dernières, il faudra se garder de toute violence : car, si on pousse brusquement, le bout de la sonde se replie, et, quand on la retire, on est obligé à un effort qui fait que le bout, en se redressant, froisse les parois du col et du canal. Pour introduire cette sonde, il faut suivre un précepte très-simple : après l'avoir bien huilée, on la poussera doucement avec la main placée tout près du méat (1).

Quand le cathétérisme doit être pratiqué souvent, comme dans le cas d'engorgement de la prostate, et qu'il est nécessaire d'apprendre aux malades à se sonder eux-mêmes de temps en temps pour vider complétement leur vessie, ces sondes deviennent d'une grande utilité. J'ai vu souvent des malades atteints de catarrhe vésical dû à la stagnation de l'urine, guérir par le cathétérisme qu'ils pratiquaient eux-mêmes avec ces sondes plusieurs fois par jour. Ainsi, j'ai sous les yeux une observation que j'ai prise en 1870 dans le service de M. Guyon, et qui prouve ce fait jusqu'à l'évidence ; en huit jours, les urines étaient devenues acides, et l'amélioration était déjà très-marquée.

(1) Clinique de M. Guyon du 20 avril, 1872.

Pour contourner l'obstacle, un bon moyen, c'est le cathétérisme sur conducteur. Ce conducteur est une bougie fine et flexible qui s'introduit dans la vessie en se déviant d'un côté de l'obstacle ; on visse au bout une tige métallique, et l'on s'assure qu'on est dans la vessie, en cherchant si l'on a bien à l'extrémité de l'instrument la sensation du vide, d'une liberté absolue. On prend alors une sonde à bouts coupés très-flexibles qu'on ramollit dans l'eau chaude et qu'on assouplit dans ses mains, puis on la présente sur la tige et on la pousse le long de cette dernière et de la bougie, qui lui montre le chemin : elle s'infléchit dans la direction parcourue par la bougie.

Un excellent instrument pour le même objet, c'est une sonde en gomme élastique de moyenne grosseur et à petite courbure brusque, en un mot la sonde coudée dite à béquille ; elle présente à l'obstacle, non une pointe, mais une surface.

Pour passer par dessus l'obstacle, on doit se servir, surtout quand il y a inflammation, de sondes à grande courbure (Gély), et particulièrement de sondes en gomme élastique, auxquelles on peut donner avec un mandrin flexible telle courbure que l'on veut (1).

Quelle est la conduite à tenir dans les cas où l'on a constaté la présence d'une valvule musculaire au col vésical ?

On a essayé d'abord de dilater et de déprimer l'obstacle, en le faisant traverser par des bougies, des sondes (2) ou un large cathéter.

Quand on n'a pu passer, on a eu recours à l'incision

(1) Même clinique du 20 avril, 1872.

(2) Civiale, Traité pratique des maladies des organes génito-urin., tome II, page 157.

Mercier, en 1847, a proposé l'inciseur à lame courante, qui agit avec une grande précision (1).

§ 2. — *Rétrécissements de l'urèthre.*

Si l'on a affaire à un rétrécissement de l'urèthre, on commencera par soigner la cystite avant de dilater le rétrécissement. Cette dilatation peut être la cause d'une rechute de la cystite; de plus, il survient parfois de la rétention d'urine. Aura-t-on recours à l'uréthrotomie? Mais on conçoit combien elle peut avoir d'inconvénients, pour peu que l'inflammation du col soit intense.

M. Guyon conseille, dans les cas de ce genre, de se servir d'une bougie filiforme qu'on coude à son extrémité et de la laisser à demeure : le malade pisse le long de la bougie.

Si on ne peut franchir le rétrécissement, on introduit une bougie dans un tiers de ce dernier, le touchant ainsi dans le point opposé à celui par où arrive l'urine, et ou appuie un peu sur sa partie centrale, puis on laisse la bougie à demeure : bientôt le rétrécissement est franchi et le malade urine. Il y a avantage à se servir d'une bougie de cire, dont l'extrémité mousse se moule sur l'intérieur du rétrécissement et le dilate (2).

Il ne faut jamais laisser une sonde à demeure, à moins de très-grandes difficultés à l'introduire. Mais quand on ne peut parvenir à faire uriner le malade, quand les émollients et les autres moyens mis en usage en pareil cas ont été reconnus inutiles, pourra-t-on en venir à la ponction hypogastrique, sur laquelle mon cousin, le Dr Pouliot (de

(1) Mercier, Recherches sur le traitement des maladies des organes urinaires, 1856, page 216.

(2) Clinique de M. Guyon du 13 avril, 1872.

Poitiers), a fait un si bon travail (1)? Dans certains cas d'obstacle à la région prostatique, on serait plutôt en droit de faire la ponction capillaire de la vessie avec l'appareil Potain ou Dieulafoy, comme le conseille dans sa thèse mon ami, le Dr Watelet (2).

§ 3. — *Incontinence d'urine.*

C'est par le traitement que j'ai décrit, c'est-à-dire par les antiphlogistiques et les calmants, qu'on essayerait de faire cesser une incontinence d'urine due à la contracture du sphincter ; mais, quand ce dernier est, au contraire, paralysé, et qu'il y a incontinence, on a quelquefois obtenu de bons effets de douches froides sur le périnée et l'hypogastre, ainsi que de l'électrisation localisée.

§ 4. — *Inflammation du corps de la vessie.*

Si le corps de la vessie est enflammé et que sa contractilité soit augmentée, il faut, autant que possible, s'abstenir d'y introduire un instrument; si, au contraire, elle est diminuée, des injections d'eau froide pourront la modifier avantageusement.

Ceci m'amène à parler des injections dans la vessie ; je le ferai dans un chapitre particulier.

CHAPITRE III.

DES INJECTIONS DANS LA VESSIE.

A part quelques injections calmantes, on n'a guère fait d'injection que dans la cystite chronique.

(1) Thèse de Paris, 1868.

(2) Thèse de Paris, 1871.

Article 1er. — *Injections détersives.*

Les injections simplement détersives complètent les bons effets du cathétérisme, en ce qu'elles débarrassent la vessie de tous les produits de décomposition qui l'irritent. Lorsqu'on a soin de pousser l'eau bien doucement, et, quand elle sort, d'en laisser toujours une petite quantité dans la vessie, il est rare qu'on exaspère la contractilité de cet organe. Mais, pour cela, il ne faut pas se servir d'eau froide, qui, outre ses inconvénients pour la vessie et même pour les reins (Mercier), fait éprouver au malade une sensation des plus désagréables ; on doit donc la réserver pour certains cas d'atonie de la vessie ou de cystite hémorrhagique, et se servir presque toujours d'eau tiède ou du moins légèrement dégourdie.

Au lieu d'eau, on emploie quelquefois une décoction de guimauve ou de graine de lin.

Une sonde à robinet et une seringue peuvent parfaitement suffire.

Etienne Hales, puis Jules Cloquet en 1822, employèrent avec succès les irrigations vésicales au moyen d'une sonde à double courant: l'eau entre par un des côtés de la sonde et sort par l'autre, après avoir traversé la vessie, de sorte qu'on peut remplir et vider cet organe à plusieurs reprises sans déplacer l'instrument. Parfois deux tuyaux flexibles en caoutchouc communiquent à la sonde pour la conduite et le retour du liquide, que l'on règle avec une poche en caoutchouc qu'on presse fortement avec la main.

Foucher s'est servi d'une sonde munie de deux conduits dont l'un s'ouvre en avant du talon de la sonde et est pourvu d'un robinet : il a injecté ainsi des liquides pulvérisés (1).

(1) Foucher, Note à l'académie de médecine (27 décembre, 1854).

M. Reliquet a proposé un instrument plus petit et plus souple que la sonde à double courant; mais il faut, pour qu'on puisse l'employer, que la vessie chasse librement le liquide par-dessus la sonde (1).

La durée des irrigations, d'abord de quelques minutes, peut être portée jusqu'à une heure et plus (irrigations continues); ordinairement on les répète au moins deux ois par jour, le matin et le soir.

Article. — 2. *Injections médicamenteuses.*

On peut commencer par faire une injection de lavage avant d'injecter les liquides spéciaux; ces derniers, destinés à modifier l'état de la vessie, varient nécessairement beaucoup selon les indications; je ne parlerai que des principaux.

§ 1er. — *Injections antiputrides.*

Quand les urines sont fortement ammoniacales et purulentes, on obtient de bons effets d'irrigations faites avec l'eau phéniquée. M. Valette recommande de commencer par des proportions très-faibles d'acide phénique et de n'en élever la dose que peu à peu, en tâtant la susceptibilité du malade (2). Si ce dernier éprouve de la douleur, une injection d'eau pure la calme rapidement.

Le chirurgien anglais Villeroy a injecté une solution d'hyposulfite de soude: d'après lui, l'urine, qui était très-alcaline et fétide et qui pouvait très-difficilement être retenue un quart d'heure, devint rapidement claire, acide, inodore,

(1) Reliquet, Traité des opérations des voies urinaires, page 195.

(2) Valette, Dictionnaire de médecine et de chirurgie pratiques, article Cystite.

et pût être conservée dans son réservoir pendant deux ou trois heures (1).

L'eau de goudron n'est pas sans avantage, dans les cas où l'urine est très-purulente. Trousseau et Pidoux conseillent une infusion à froid et durant une nuit de 500 grammes de goudron dans 5 kilog. d'eau de fontaine; on filtre, on chauffe l'infusion, et on en injecte deux seringues tous les matins, en engageant le malade à ne pas uriner pendant un quart d'heure.

§ 2. — *Injections calmantes.*

Une solution de bromure de potassium n'a donné aucun résultat; j'en dirai presque autant de l'eau tenant en suspension de l'extrait de belladone, et même d'une décoction de pavot.

Mais j'ai été témoin du soulagement que peuvent procurer, surtout dans les cas de cystite aiguë, des injections de chlorhydrate de morphine dans la vessie. On se servait d'une solution de 80 centigr. de chlorhydrate de morphine dans 20 gr. d'eau distillée, contenant par conséquent 2 milligr. de morphine par goutte. On injectait d'abord 10 ou 15 gouttes le matin et autant le soir, et on allait jusqu'à 60 gouttes en deux fois. On avait soin de faire uriner le malade auparavant.

Mon ami Alling, interne dans le service de M. Guyon en 1868, a cité (2) l'exemple de quatre hommes et deux femmes atteints de cystite avec douleurs intolérables: en quelques jours, la miction était devenue moins fréquente et plus facile et le sommeil était revenu.

L'absorption du médicament, employé à la dose élevée de 6 à 10 centigr. par jour, était donc bien faible, mais elle

(1) Archives médicales belges de février, 1869.

(2) Bulletin de thérapeutique, décembre, 1868.

avait lieu. Etait-elle due à l'altération ou à la destruction de l'épithélium par l'inflammation? Toujours est-il qu'il est admis généralement que la vessie n'absorbe qu'à l'état morbide.

Le plus souvent d'ailleurs le calme obtenu n'était que passager.

§ 3. — *Injections balsamiques.*

On a aussi introduit du copahu dans la vessie.

Souchier injectait d'abord, à deux reprises, séparées par un court intervalle, de l'eau d'orge en quantité suffisante pour remplir la vessie, et l'en retirait quelques minutes après ; puis il injectait 60 gr. de baume de copahu avec autant d'eau d'orge et les laissait dans la vessie. Il dit avoir obtenu des succès (1). Mais l'arrivée du copahu fait éprouver au malade une sensation de brûlure très-pénible.

§ 4. — *Injections toniques ou astringentes.*

On a fait des injections de tannin pour diminuer la sécrétion purulente (2). Foucher a employé de l'eau de feuilles de noyer avec une cuillerée à café d'alun.

Dans la cystite hémorrhagique, M. Guyon a essayé les injections avec une cuillerée à café, et plus, de perchlorure de fer dans un verre d'eau ; on laissait parfois un certain temps le liquide dans la vessie.

Le pissement de sang devenait quelquefois moins abondant ; mais l'injection, assez douloureuse, provoquait souvent un peu de saignement ; dans un cas, dont j'ai recueilli l'observation, le perchlorure de fer avait coagulé les mucosités vésicales, qui, sous forme de grumeaux, s'op-

(1) Annales de la médecine phisiologique, juin, 1834.

(2) Piéplu fils, *Gazette des hôpitaux*, page 476, année 1869.

posaient à l'évacuation de l'urine : on fut obligé de sonder le malade et de renoncer aux injections.

§ 5. — *Injections excitantes ou irritantes.*

La teinture d'iode, recommandée par Boinet (1), a été abandonnée par Mercier, qui l'avait expérimentée le premier.

Quelques chirurgiens ont cru, avec les eaux minérales, alcalines ou sulfureuses, diminuer l'irritabilité de la vessie et rétablir sa contractilité, en même temps qu'ils rendaient à l'urine toute sa limpidité. On mêle l'eau minérale avec parties égales d'eau commune (Chopart).

Enfin, le Dr Jose del Olmo a introduit dans la vessie 12 gouttes de teinture de strychnine (un peu plus de 2 cent. de cet alcaloïde) ; il prétend avoir guéri ainsi des catarrhes compliquées de rétention d'urine.

(1) Boinet, Traité d'iodothérapie.

TROISIÈME PARTIE

De l'emploi du nitrate d'argent dans la cystite du col.

CHAPITRE Ier.

DU NITRATE D'ARGENT ET DE SON EMPLOI DANS L'INFLAMMATION CHRONIQUE DU CORPS DE LA VESSIE.

ARTICLE Ier. — *Du nitrate d'argent.*

Le nitrate d'argent a longtemps passé pour un caustique profond, et ce n'est que peu à peu et avec des précautions infinies qu'on est arrivé à s'en servir dans la pratique. Les chirurgiens anglais qui ne parvenaient pas, avec ce caustique, à guérir les rétrécissements de l'urèthre, attribuaient leur insuccès aux brides cicatricielles qu'il devait laisser, après avoir enflammé et détruit les tissus. Cette interprétation était juste le contraire de la vérité. Si le nitrate d'argent ne fait pas disparaître les rétrécissements, c'est que, en sa qualité de caustique superficiel, il ne détermine pas de perte de substance. Porté au contact de nos tissus imbibés de sang contenant des chlorures alcalins, il est précipité à l'état de chlorure d'argent insoluble; il coagule, de son côté, l'albumine et la gélatine: il en résulte que l'eschare grisâtre qui se produit au contact de ce médicament sur les muqueuses ne dépasse guère en épaisseur une fraction de millimètre et tombe en vingt-quatre heures sans avoir déterminé d'inflammation éliminatrice importante. Du reste, on a introduit des fragments de pierre infernale dans l'estomac de plusieurs chiens par des fistules gastriques, sans observer de perforation; quelques faits accidentels qui se sont présentés dans l'espèce humaine ont donné des résultats analogues (1).

On a reproché aux injections au nitrate d'argent dans l'urèthre de produire la plupart des rétrécissements. Les faits dont j'ai été témoin dans le service de M. Guyon m'ont prouvé l'injustice de ce reproche. Il y a longtemps d'ailleurs que M. Ricord a fait observer que les rétrécissements se montrent particulièrement à la suite des blennorrhagies de longue durée, qu'elles aient été ou non traitées par les injections.

Le nitrate d'argent est donc un caustique très-propre au canal de l'urèthre, où il est impossible de surveiller son action et où une cautérisation profonde serait à redouter ; cette action est rapide et pourtant complète, et bien limitée aux parties touchées ; elle est surtout facile à graduer: si la dissolution est étendue, l'eschare ne se forme pas, il y a une simple excitation qui modifie la surface atteinte et ramène la muqueuse à son type de vitalité normale (2).

La douleur au moment de l'application est généralement peu vive et de courte durée ; certains médecins l'ont crue nécessaire pour constater l'efficacité du médicament (3).

Ce dernier a une action sédative locale manifeste sur la sensibilité et la contractilité des parties qu'il touche ; très-souvent des malades, atteints de cystite du col avec dysurie, rendent l'urine à plein jet et à peu près sans douleur, après un certain nombre d'injections au nitrate d'argent. Enfin, s'il arrive quelquefois que, pendant les premiers

(1) Cours de M. Martin-Damourette, année 1871.

(2) Luiz de Mello Brandao, Thèse de doctorat de Paris, 1856. Considérations sur les propriétés physiologiques et thérapeutiques du nitrat d'argent.

(2) Wall. Moreau, Thèse de Paris, année 1835.

jours, les symptômes inflammatoires se prononcent davantage, ils diminuent bientôt graduellement.

Article 2. — *De l'emploi du nitrate d'argent dans l'inflammation chronique du corps de la vessie.*

§ 1er. — *Des injections au nitrate d'argent dans la vessie.*

En 1825, Lallemand, qui cautérisait depuis longtemps le canal de l'urèthre avec son porte-caustique, en vint, par analogie, à appliquer ce traitement à la cure de l'inflammation chronique du corps de la vessie (1); il dit avoir obtenu des guérisons en quinze ou vingt jours (2).

Mercier a parfaitement indiqué les inconvénients de cette méthode. L'instrument ne peut être promené sur la surface de l'organe sans frottements douloureux, sans excorier la muqueuse vésicale, surtout quand elle est mamelonnée. Et d'ailleurs Lallemand se servait d'un porte-caustique s'ouvrant sur sa convexité ou rarement sur sa concavité : il ne touchait donc à la fois qu'une étendue très-limitée de la vessie, et jamais les parties latérales et inférieures (3).

Mercier employa donc, dès 1842, les injections au nitrate d'argent dans la vessie, et, en 1844, il citait un individu atteint d'inflammation chronique avec irritabilité de cet organe qu'il avait guéri ainsi en quelques jours (4).

A la même époque, Daniel (de Cette) (5), et Carmichael,

(1) Lallemand, Observations sur les maladies des organes génito-urinaires, page 266.

(2) Lallemand, Des pertes séminales, tome III. page 425.

(3) Mercier, Mémoire sur le traitement du catarrhe vésical, Gazette hebdomadaire, tome II, 1855.

(4) Mercier, Recherches sur les valvules, page 279.

(5) Journal des connaissances médico-chirurgicales, mai, 1842.

chirurgien en chef de l'hôpital des Vénériens de Dublin, arrivèrent à des résulats analogues.

En 1845, Debeney publia quatre observations de cystites chroniques guéries par les injections au nitrate d'argent (1). Dès lors, ce mode de traitement passa complétement dans la pratique, et fut adopté par Serre (de Montpellier), Civiale, Ricord, etc.; le dernier en a obtenu au Midi d'excellents effets (2).

Pour faire l'injection, Mercier se servait d'une petite sonde courbe de 2 milimètres de diamètre et poussait le nitrate à l'aide d'une seringue en verre (3).

Depuis longtemps, M. Guyon emploie l'appareil qu'il a inventé, et que je décrirai à propos de la cystite du col.

La proportion de nitrate d'argent a beaucoup varié; selon M. Ségalas, elle doit être graduée suivant l'intensité de l'inflammation et la sensibilité de la vessie (4).

Du reste, passé un certain degré de concentration, il importe peu que l'injection soit plus ou moins chargée de nitrate, puisqu'il se forme, au point d'application, une coagulation superficielle qui sert de barrière au caustique : Mercier en conclut que la dose de 1 gramme de nitrate d'argent pour 60 grammes d'eau distillée est toujours suffisante ; il répétait les injections à cinq ou six jours d'intervalle.

(1) Journal des connaissances médico-chirurgicales, avril, 1845.

(2) Action avantageuse des injections au nitrate d'argent à haute dose, *Gazette des hôpitaux*, vingt-troisième année, troisième série, tome II, nº 14, 1850, page 53.

(3) Mémoire sur le traitement du catarrhe vésical par les injections au nitrate d'argent concentrées, *Gazette hebdomadaire*, tome II, 1855.

(4) *Union méicale*, tome II, 1859, page 153, De l'emploi du nitrate d'argent contre certaines maladies chroniques des organes génito-urinaires.

M. Guyon a employé, le plus souvent, une solution au 100e ou au 50e, dont il instille 10 ou 15 gouttes.

Quelques chirurgiens, avant de commencer le traitement, font, pendant quelques jours, des injections d'eau tiède et même froide dans la vessie, pour lui donner un commencement d'habitude (1).

Il n'est pas inutile, immédiatement avant d'appliquer le médicament, de faire uriner le malade et même de laver la vessie, pour bien la débarrasser du liquide et des mucosités qu'elle contient : le nitrate d'argent n'est pas alors précipité en grande partie, et son action, au lieu d'être atténuée, est plus dirccte et plus efficace.

On laisse l'injection deux ou trois minutes dans la vessie; Civiale faisait alors une nouvelle injection d'eau tiède; d'autres veulent même qu'on laisse l'organe plein d'eau, pour avoir une miction presque aussitôt.

§ 2. — *Effets des injections dans la vessie.*

La douleur est en général vive après l'injection, surtout à la sortie de cette dernière ; le malade éprouve alors, dans le canal, un sentiment de brûlure ; pendant quatre ou cinq heures, il y a des envies d'uriner fréquentes, impérieuses et difficiles à satisfaire ; mais les souffrances, déjà diminuées au bout d'une demi-heure, cessent complétement après dix ou douze heures.

Les injections sont d'ailleurs de moins en moins douloureuses (2).

C'est dans des cas exceptionnels qu'elles ont augmenté la violence de l'inflammation.

Jamais on n'a observé d'accident ; les dernières gouttes arrivent bien sanguinolentes, quelques moments après ; il

(1) Nélaton, Pathologie externe.

(2) Philips, Traité des maladies des voies urinaires, page 115.

y a bien quelque fois, quand le malade se livre sans retenue aux besoins d'expulsion, une exhalation sanguine assez abondante; mais jamais cette dernière ne prend de proportions inquiétantes (Mercier).

L'urine devient d'abord plus épaisse et plus blanche, et le dépôt qu'elle laisse brunit à la lumière.

Mais dès le lendemain, elle est plus limpide et souvent acide.

Bientôt la muqueuse perd sa sensibilité morbide, la contractilité de la vessie est heureusement modifiée: aussi les mictions sont moins fréquentes et plus copieuses, et le sommeil revient.

Plusieurs auteurs ont constaté l'utilité des injections au nitrate d'argent dans la cystite chronique. Mais c'est Mercier qui les recommande le plus vivement, même quand la vessie ne se vide pas et qu'il y a complication de calculs, il dit avoir ainsi guéri ou amélioré notablement les neuf dixièmes des cystites chroniques.

Voici d'ailleurs les paroles mêmes de ce chirurgien :

« Je ne dirai pas que cette médication est souveraine, mais elle est des plus efficaces que nous possédions, et rarement elle manquerait son but, si l'on pouvait bien distinguer les cas où la vessie seule est malade, et s'y borner. Je compléterai ma pensée en disant que le nitrate d'argent donne des résultats encore plus satisfaisants dans les cas de cystite chronique que dans ceux d'uréthrite » (1).

En consultant les faits que j'ai observés, j'arrive à un nitrate d'argent réussir mieux dans l'uréthrite et surtout la cystite du col que dans l'inflammation du corps de la vessie.

(1) Mercier, Recherches sur le traitement des maladies des organes génito-urinaires, page 313.

Je sais bien que les inconvénients de ces injections sont, en général, légers et faciles à faire disparaître, surtout quand on recommande au malade de rester dans la position horizontale et d'uriner sur le côté; mais, tout en reconnaissant que ce traitement n'est pas sans avantage, ce sont ses résultats si heureux que je conteste.

Je citerai d'abord une observation de cystite chronique où l'inflammation était limitée au corps de la vessie.

OBSERVATION I.

Cystite du corps chronique, épaississement du bas-fond de la vessie; instillations au nitrate d'argent, un peu d'amélioration.

Gaudin (Louis), âgé de 37 ans, entre le 12 juillet 1872 à l'hôpital Necker, salle Saint-Vincent, nº 1 (service de M. Guyon).

15 juillet. Ce malade, qui a eu deux uréthrites et a des hémorrhoïdes, n'a jamais souffert du côté des voies urinaires avant le siége de Paris, où, comme garde national, il a été souvent exposé au froid.

Tout à coup il s'est mis à uriner très-difficilement avec douleur, et a rendu une petite qualité de sang à la fin de la miction.

A partir de ce moment, il a eu, la nuit comme le jour, de fréquentes envies d'uriner, surtout en marchant et en allant en voiture.

Les douleurs, qui, de temps en temps, devenaient très-pénibles au début, s'irradiaient alors vers la région périnéale et les reins.

Il a uriné 14 fois dans la journée et 18 fois dans la nuit.

Hier, on lui a fait une instillation de 10 gouttes de nitrate d'argent (solution au 100e) dans la vessie.

Les trois premières mictions après l'instillation ont seules été un peu douloureuses sur le trajet de l'urèthre.

Ce matin, nouvelle instillation de dix gouttes.

Le 16. Il a assez souffert dans la journée et a uriné presque aussi souvent. Les douleurs au périnée sont revenues. Pas d'instillation.

Le 17. Il n'a pas souffert hier autant que lorsqu'on lui avait fait l'instillation. Il a uriné aussi souvent que les jours précédents.

Instillation de dix gouttes.

Le 18. Il a souffert deux heures après l'instillation, puis a passé une bonne après-midi, souffrant moins qu'auparavant, tout en urinant toutefois aussi souvent.

Instillation de dix gouttes.

Après l'instillation, il y a des douleurs en urinant.

Le 19. Le malade se trouve mieux; les douleurs au périnée ne se font plus sentir que par moments; il urine moins souvent.

Instillation de dix gouttes.

Le 21. Hier 20, le malade, n'ayant pas eu d'instillation, a beaucoup souffert et a eu des envies d'uriner plus fréquentes.

Ce matin, il souffre des reins, avec irradiation au testicule gauche; une douche guérit cette douleur.

1er août. Sorti de l'hôpital, le malade venait tous les matins se faire traiter; il se trouvait, malgré les instillations, dans un état stationtionnaire; il est vrai qu'il faisait des excès de boissons.

28 septembre. Il rentre à l'hôpital, toujours à peu près dans le même état. Le toucher rectal fait sentir le bas-fond de la vessie douloureux, surtout à gauche; en pressant à ce niveau, la douleur s'irradie vers le testicule. Prostate un peu grosse et bosselée des deux côtés. Vessie très-contractile; on provoque de la douleur en touchant le corps de l'organe. Rien au col. Sous l'influence des instillations au nitrate d'argent, les douleurs diminuent; mais la maladie persiste.

Ainsi, il n'y a eu qu'un peu d'amélioration. C'est quelque chose dans une maladie si pénible et si tenace; mais on verra combien les instillations donnent de meilleurs résultats dans la cystique du col. Mais si le fait que je viens de rapporter laisse des doutes, si l'on pense que le malade eut guéri sans ses excès, qu'on lise les deux observations suivantes : elles représentent certainement les meilleurs effets que j'ai vu obtenir des instillations au nitrate d'argent dans la cystique chronique. L'inflammation était, il est vrai, généralisée, mais on n'en envoyait pas moins le liquide dans la vessie.

OBSERVATION II.

Cystite chronique; épaississement du col, surtout à gauche; colonnes vésicales; évacuation incomplète de la vessie; instillations au nitrate d'argent, amélioration.

Aimé (Paul), âgé de 63 ans, horloger, entre le 17 septembre 1871 à l'hôpital Necker, salle Saint-Vincent, n° 12 (service de M. Guyon).

En 1859, ce malade a eu une rétention d'urine : on a passé avec une bougie fine, qu'on a laissée à demeure.

Nouvelle rétention deux mois après. On l'a traité au Midi par la dilatation.

Successivement, récidive sur récidive. Le malade pissait sur ses souliers; il se passait une sonde n° 15.

Il y a deux mois, il a commencé à souffrir en urinant, au commencement et à la fin de la miction. A partir de ce moment, il urinait très-fréquemment, toutes les demi-heures, tous les quarts d'heure; les urines déposaient beaucoup.

19 septembre. Le malade urine tous les quarts d'heure.

On vide ce matin la vessie. Il reste cinq quarts d'heure sans uriner, puis une heure, et, dans le reste de la journée, la fréquence reparaît.

Le 20. Toucher rectal : bas-fond de la vessie épais et développé; prostate peu volumineuse, un peu dure, surtout à droite.

L'explorateur n° 19 arrive librement dans la vessie ; il ramène du mucus du fond du canal.

On passe une sonde en argent de courbure moyenne ; le passage au col est douloureux ; ce dernier est épais à droite et à gauche. On peut injecter à peine quelques gouttes d'eau.

Beaucoup de colonnes dans la vessie.

Excessive sensibilité de cet organe, qui est assez volumineux.

La sonde, au bout d'une minute, est fortement serrée dans le canal.

La vessie ne saigne pas.

Le 29. Instillation de huit gouttes de la solution de nitrate d'argent au 50e dans la vessie.

Aussitôt après l'instillation, amélioration.

Le malade a d'abord uriné après trois heures, puis de deux heures en deux heures.

Le 30. Instillation de dix gouttes.

Mauvaise journée, mauvaise nuit.

Le malade a uriné très-souvent et très-douloureusement.

1er octobre. La journée a été bonne ; le malade n'a uriné que toutes les heures et demie.

Le 2. Instillation de dix gouttes;

Le 3. Le malade urine toutes les heures et demie. Les douleurs en urinant sont moins fortes.

Le 6. Même état.

Le 7. Instillation de quinze gouttes.

Le 9. Idem.

Le malade éprouve moins de douleurs ; douleur en commençant à uriner ; il urine tous les cinq quarts d'heure.

Le 12. Instillation de quinze gouttes.

Un peu d'amélioration après l'instillation.

La nuit dernière, miction toutes les deux heures.

Le 13. Le malade n'urine que toutes les deux heures, et avec moins de douleurs.

Le 16. Instillation de quinze gouttes.

Le 18. Idem.

Le 20. Idem.

Le malade se trouve mieux ; il urine toutes les deux heures et demie.

Il sort amélioré de l'hôpital.

OBSERVATION III.

Cystite chronique ; instillations au nitrate d'argent, amélioration marquée.

Benoît, âgée de 35 ans, femme, salle Sainte-Pauline (service de M. Guyon).

Depuis le mois d'avril dernier, cette dame souffrait en urinant; elle était obligée de faire des efforts très-vifs pour uriner, et elle urinait toutes les heures, jour et nuit. Il y avait des intermittences.

Un médecin, qui l'examina, crut à une pierre, et la malade vint à l'hôpital.

M. Guyon explora deux fois sa vessie et ne trouva pas de pierre. Douleurs très-vives au niveau du col et surtout dans la vessie, au passage de la sonde.

Le 5 septembre, instillation de dix gouttes d'une solution de nitrate d'argent au 50e.

Pas beaucoup de changement après cette première instillation ; la douleur qui l'avait suivie dura 24 heures.

Règles.

Jusqu'au 16 septembre, une seule instillation de 15 gouttes.

Même état, peu d'amélioration.

A partir du 16 jusqu'au 23, instillation tous les deux jours, en augmentant de 5 gouttes chaque fois.

A partir de cette semaine seulement (22 septembre), la malade se trouve beaucoup mieux ; elle urine moins fréquemment : le 21, elle n'a uriné que 3 fois dans la journée et 2 fois la nuit; dans la nuit du 22, elle n'a uriné qu'une fois.

Elle accuse d'elle-même un mieux considérable.

Le 23. Instillation de 3 gouttes de la solution au 50e.

Le 24. Pas d'instillation.

Le 25. Instillation de 25 gouttes.

Le 26. L'amélioration continue.

Instillation de 25 gouttes.

Le 27. Même état.

Instillation de 40 gouttes.

Douleurs assez vives après l'instillation.

Le 28. On fait des instillations de 40, 45 gouttes tous les jours suivants.

Bon état.

Chez le premier malade, l'amélioration a été subite, mais tout à fait passagère ; cependant, après des oscillations, elle s'est maintenue sans faire de progrès. La femme Benoît a été plus longtemps sans accuser un mieux sensible; mais ce dernier s'est prononcé de plus en plus, toujours sans aller jusqu'à la guérison complète.

Je considère donc les instillations au nitrate d'argent comme un des meilleurs traitements de l'inflammation chronique du corps de la vessie; mais je les crois incapables de donner autre chose qu'une amélioration plus ou moins marquée.

J'examinerai maintenant s'il en est de même dans l'uréthrite chronique profonde.

CHAPITRE II.

DE L'EMPLOI DU NITRATE D'ARGENT DANS L'URÉTHRITE CHRONIQUE PROFONDE.

ARTICLE 1er. — *De l'introduction du nitrate d'argent dans les parties profondes de l'urèthre.*

Il y avait longtemps qu'on employait le nitrate d'argent contre les rétrécissements de l'urèthre, quand, en 1822, Ch. Bell le fit servir au traitement de l'inflammation de ce canal (1).

Mais c'est Lallemand qui, en 1823, chercha un des premiers, avec son porte-caustique, à limiter l'action du médicament. Il guérit ainsi un grand nombre d'uréthrites chroniques profondes, ainsi que de prostatorrhées avec pertes séminales.

Curling porte aussi le caustique solide sur la portion prostatique de l'urèthre, dans les cas de spermatorrhée.

Civiale propose, à son tour, une méthode qui consiste

(1) On diseases of the urethra, troisième édition, page 99.

a rouler un pouce de l'extrémité vésicale d'une bougie de cire molle dans du nitrate d'argent pulvérisé, à recouvrir d'axonge la partie ainsi armée, et à introduire ensuite rapidement la bougie jusqu'à ce que sa portion recouverte de nitrate soit en contact avec le point à cautériser; les inconvénients d'un pareil procédé sont trop évidents pour que j'insiste davantage sur ce sujet.

Du reste, dans l'uréthrite, on n'emploie plus guère aujourd'hui que le nitrate d'argent en solution. Dick (de Londres) a même modifié le porte-caustique de Lallemand, de manière à pouvoir se servir avec lui de nitrate liquide.

La dose est à peu près la même que pour les injections dans la vessie. Ici encore, M. Guyon emploie une solution au 100e ou, plus souvent, au 50e; mais si une cautérisation plus profonde semble nécessaire, il élève la proportion de nitrate d'argent; c'est ainsi que, dans un cas de spermatorrhée, je lui ai vu prescrire 1 gramme de sel pour 5 grammes d'eau distillée.

Il n'est pas sans intérêt d'examiner comment on a cherché à faire parvenir le liquide sur la surface qu'il s'agit de modifier.

Mercier se servait, comme pour la vessie, d'une petite sonde courbe. Voici comment il procédait.

Après l'avoir introduite, il lave la vessie et note, pendant que l'eau s'écoule, le point où les yeux correspondent au col de cet organe; puis, lorsque tout est sorti, il retire la sonde de manière que ces derniers soient dans la région membraneuse; il pousse alors l'injection avec une seringue en verre.

M. Désormeaux se sert de son endoscope pour reconnaître l'endroit lésé : « Lorsqu'on trouve un point malade au fond de la sonde, dit-il, on l'arrête et on introduit par la fente l'instrument chargé de caustique... Lorsqu'on reconnaît, au bout de la sonde, la lésion qu'on veut attaquer, on l'absterge bien avec du coton sec, puis on y applique un autre tampon trempé dans la solution de nitrate (1). »

Ce chirurgien dit guérir ainsi presque toutes les blennorrhées.

M. Fournier a reproché avec raison à cette méthode de pouvoir exaspérer l'irritation de l'urèthre, par suite de l'introduction dans ce canal d'un instrument volumineux. Il propose lui-même de porter l'injection sur la partie voulue à l'aide d'une sonde de moyen calibre, au pavillon de laquelle s'adapte une petite seringue ; il prescrit, en même temps, les balsamiques (2).

M. Reliquet se sert aussi d'une seringue en verre dont la canule, très-étroite, s'adapte à une sonde d'un volume peu considérable et présentant un œil latéral tout près de son bec ; il conduit cette dernière au delà du collet du bulbe et dans la vessie ; puis, laissant couler l'urine, il la retire pendant l'écoulement ; ce liquide s'arrête brusquement sitôt que l'œil a passé le col ; il retire alors la sonde de 2 ou 3 centimètres avant d'envoyer l'injection dans la région prostatique ou membraneuse.

La première miction, qui se fait presque immédiatement après, chasse bientôt le liquide, si on ne fait pas sortir avec la sonde (3).

(1) Désormeaux, De l'endoscope et de ses applications au diagnostic et au traitement des affections de l'urèthre et de la vessie ; Paris, 1865,

(2) Dictionnaire de médecine et de chirurgie pratiques, tome V article Blennorrhagie.

(3) Reliquet, Traité des opérations des voies urinaires, page 188.

Les chirurgiens que je viens de citer cherchent donc à faire parvenir le nitrate d'argent en solution sur un point déterminé de l'urèthre, mais n'inventent pour cela aucun instrument particulier, et se contentent d'une seringue en verre et d'une sonde ordinaire en métal. Ils ne peuvent, avec un manuel opératoire aussi imparfait, parvenir à connaître exactement le siége de l'altération, pas plus qu'à porter la solution sur un endroit voulu.

La méthode de M. Désormeaux échappe seule à ce reproche; mais j'en ai signalé le grave inconvénient. Et néanmoins, on comprend déjà combien il est indispensable au succès de la médication que le liquide entre bien en contact avec la portion de surface qu'il doit modifier et ne le soit qu'avec elle.

Persuadé de l'importance de ces conditions, M. Guyon imagine bientôt un appareil qui, non-seulement les remplit parfaitement, mais permet en outre, sans exposer à aucun accident, d'envoyer dans les parties profondes de l'urèthre une solution médicamenteuse à dose définie et goutte à goutte, c'est-à-dire en instillation, comme un collyre qu'on laisse tomber peu à peu sur la conjonctive. Il le présente en 1867 à la Société de chirurgie (1), et la même année il en est rendu compte dans le Bulletin de thérapeutique (2).

Je ferai ressortir l'importance de cet appareil quand je le décrirai ; mais je prends note, dès à présent, de la valeur que plusieurs chirurgiens ont, après M. Guyon, attaché à la méthode des instillations. Pour ne citer que

(1) Comptes-rendus de la Société de chirurgie, séance du 6 août 1867.

(2) Bulletin général de thérapeutique médicale et chirurgicale, tome LXXIII, 1867, page 501.

Thompson, ce dernier insiste beaucoup, en 1868, sur la nécessité, dans certains cas, de porter le nitrate d'argent sur un point déterminé de la partie profonde de l'urèthre. Il s'agit de prostatiques chroniques déterminant des pollutions nocturnes fréquentes. Il commence par vider la vessie, en ayant soin de mesurer la longueur exacte de l'urèthre, au moment où l'urine s'écoule. Il introduit alors dans le canal une sonde perforée munie d'un piston qui contient la solution caustique, et il chasse cette dernière dès que l'extrémité perforée de la sonde a pénétré dans la portion prostatique, ce que l'on reconnaît par la mensuration, ainsi que par la sensibilité anormale de la région malade. Avec ce traitement, Thompson a le plus souvent obtenu une amelioration croissante ; il fixe un intervalle de quatre semaines entre chacune des cautérisations, qu'il répète, si c'est nécessaire, jusqu'à trois ou quatre fois (1).

Le même chirurgien a préconisé de nouveau ces instillations en 1870 (2).

ARTICLE 2. — *Effets des instillations dans les parties profondes de l'urèthre.*

Après l'instillation, il y a assez souvent une douleur qui augmente au moment de la miction ; cette dernière est fréquente et peut être suivie de ténesme, et, plus souvent, de l'expulsion de quelques gouttes de sang. Le repos au lit et des boissons émollientes prises en assez grande quantité modèrent ces accidents. S'il y a dysurie et tendance à la rétention d'urine, Dick cherche à prévenir cette der-

(1) Diseases of the prostate, sir Henry Tompson, London, 1868.

(2) Inflammation chronique de la prostate, Holmés system of surgery, volume 4, page 815, 1868, sir Henry Tompson.

nière en passant dans le canal une sonde très-molle en gomme élastique.

Du reste, tout disparait en général en vingt-quatre heures; la sécrétion purulente, d'abord augmentée, diminue rapidement, et les instillations suivantes sont de mieux en mieux supportées.

Dans les quatre observations qu'on va lire, les instillations au nitrate d'argent guérirent la maladie en vingt ou vingt-deux jours pour les deux premiers cas, en douze jours pour les deux autres; or, dans l'oberation VII, l'écoulement datait de six mois, et dans l'observation V, d'un an et demi; l'amélioration commença au bout de trois à onze jours de traitement.

OBSERVATION IV.

Uréthrite chroniqueprofonde; rétention d'urine; instillations au nitrate d'argent; guérison.

Delettre (Louis), âgé de 38 ans, entré le 4 avril 1870, à l'hôpital Necker, salle Saint-Vincent, n° 4 (service de M. Guyon).

Cet homme a eu une chaudepisse pour la première fois il y a cinq semaines. Depuis trois jours seulement, il a beaucoup de peine à uriner (auparavant, il n'urinait pas plus souvent que d'habitude). Hier, il a uriné un peu dans un bain.

Dans la soirée, entré à l'hôpital, il a été sondé, et on a évacué 800 grammes d'urine.

Il n'a pas uriné depuis le cathétérisme. La vessie remonte à deux travers de doigt de l'ombilic; l'ouraque est volumineux et se sent facilement.

Exploration.

La bougie exploratrice 21 s'arrête au commencement de la région membraneuse et ramène du mucus en grande quantité.

Le n° 19 passe en ce point en provoquant de la douleur; il s'arrête dans la portion membraneuse, qui est contracturée.

L'explorateur 16 pénètre jusque dans la vessie, en provoquant de la douleur dans la portion profonde de l'urèthre.

La chemise du malade présente des taches nombreuses.

Il va prendre un bain et y reste une demi-heure.

6 avril. Il n'a pu uriner hier sans être sondé.

La vessie contient beaucoup d'urine; on l'évacue, puis on fait, en arrière du ligament de Carcassonne, une instillation de 8 gouttes de la solution de nitrate d'argent au 50e.

Le 7. Il a commencé à pisser hier à trois heures; les urines sont abondantes, avec un dépôt purulent notable.

Le 8. Instillation de 12 gouttes de nitrate d'argent en arrière du ligament et de 6 en avant.

Le 9. L'écoulement a diminué. Toutefois la chemise du malade est encore tachée, et les urines fournissent un dépôt mucoso-purulent assez abondant.

Le 11. On continue les instillations.

Le 16. On fait un lavage de l'urèthre, puis on peut introduire l'explorateur pour pratiquer l'instillation. Ces jours derniers, on passait auparavant une bougie; aujourd'hui, on ne l'a pas fait, en sorte que l'explorateur pénètre avec beaucoup de peine.

Le 18. L'écoulement a diminué; hier et avant-hier, on a oublié de faire des instillations le soir. On ordonne de l'opiat.

Le 19. Instillation.

Le 20. Amélioration.

Le 22. L'explorateur 16 ne passe pas au bulbe; une bougie 16 passe.

Le 26. L'amélioration s'accentue de plus en plus.

Le 28. Le malade sort guéri.

OBSERVATION V.

Uréthrite chronique profonde ; instillations au nitrate d'argent ; guérison.

Génuyt (Louis), âgé de 28 ans, entre le 24 avril 1872, à l'hôpital Necker, salle Saint-Vincent, n° 20 (service de M. Guyon).

Chaudepisse il y a deux ans; depuis un an et demi, il ne voit plus qu'une goutte tous les matins et un suintement dans la journée; les lèvres du méat sont parfois collées ou humides. Il s'est fait des injections au cachou, qui n'ont amené qu'une légère amélioration pendant un jour ou deux.

Il souffrait en pissant, au moment du passage de l'urine; à certains moments, il n'éprouvait aucune douleur. Il urinait souvent et peu à la fois.

Ses urines contenaient, dit-il, un dépôt blanc.

Exploration le 24.

La bougie exploratrice n° 20 passe facilement, en déterminant de la douleur dans la partie profonde du canal ; quand on la retire, on ramène une goutte de pus.

25 auril. Instillation au nitrate d'argent, 10 gouttes deux fois par jour.

Le 26. Douleurs hier soir. Instillation.

On laissera reposer le malade pendant deux jours.

Le 29. 2 instillations; sensibilité moins grande depuis qu'on lui fait des instillations; il ne souffre presque plus du cathétérisme.

Urine un peu colorée.

On instilla 15 gouttes.

Le 30. Idem.

6 mai. Il urine souvent dans le jour; écoulement très-léger. Instillation.

Le 8. Les instillations augmentent la fréquence de la miction. Instillation.

Le 9. Toujours envies fréquentes d'uriner; suintement léger. Instillation de 20 gouttes.

Le 10. 2 instillations par jour de 20 gouttes chacune.

Le 11. Il ne coule presque plus; léger suintement le matin, nul le jour.

Il urine toujours aussi souvent (16 fois le jour, presque pas la nuit).

Il a depuis longtemps de la peine à rendre les dernières gouttes d'urine. Pas de douleur en urinant. Les urines déposent toujours une matière blanche.

Le 15. L'écoulement a cessé.

Le 16. Depuis 3 ou 4 jours, on ne lui fait plus d'instillation. Il urine un peu moins souvent.

Le malade se trouve guéri : il n'y a plus de suintement, ni de douleur; quand il pisse, les dernières gouttes d'urine sortent difficilement.

Le 17. Repos.

Le 18. L'écoulement a complétement disparu sous l'influence des instillations.

Le malade sort guéri.

OBSERVATION VI.

Uréthrite chronique profonde, rétrécissement léger au niveau du bulbe laissant passer un explorateur n° 13; instillations au nitrate d'argent, guérison; dilatation, sans retour de l'écoulement.

Lapuscune (Hector), âgé de 27 ans, entré le 25 novembre 1868 à l'hôpital Necker, salle Saint-Vincent, n. 6 (service de M. Guyon).

Ce malade a eu deux chaudepisses de longue durée. Le canal est sensible à partir du bulbe jusque vers l'entrée de la vessie.

Rétrécissement peu prononcé laissant passer l'explorateur n° 13. Ecoulement chronique peu abondant, mais continuel, depuis onze mois. Le malade n'urine pas plus souvent que d'habitude; il remarque une modification dans la forme du jet, qui se bifurque, et éprouve une sensation de cuisson pendant la miction. Démangeaisons presque continuelles dans la partie profonde du canal.

On lui fera des instillations avec la solution de nitrate d'argent au 100°, sept à huit gouttes; on commence dès aujourd'hui.

3 décembre. On a continué les instillations. Hier, la cuisson qui a suivi l'instillation a été plus vive.

Ecoulement plus abondant.

Le 4. L'abondance de l'écoulement d'hier n'a pas persisté, malgré une nouvelle instillation.

Le 5. L'instillation d'hier a été douleureuse; on n'en fait pas aujourd'hui.

Bain.

Le 7. Instillation.

Diminution de la douleur et de l'écoulement.

Le 8. L'instillation a été bien supportée.

Il n'y a plus d'écoulement ni de douleur.

Le 9. On passe une bougie n° 14.

Instillation.

Le 10. On passe une bougie n° 15.

Instillation.

Le 11. On passe la bougie n° 13.

Le 15. Instillation. On passe la bougie n° 15.

L'urine ne coule plus.

2 janvier. On passe la bougie n° 18. Pas d'écoulement.

Quand le malade sort guéri, le 19 janvier, le passage des ugies n'a pas provoqué le retour de l'écoulement.

OBSERVATION VII.

Uréthrite chronique des portions membraneuse et prostatique de l'urèthre; léger rétrécissement au niveau du bulbe laissant passer l'explorateur 6; pertes spermatiques. Instillatiens au nitrate d'argent, guérison.

Podyurski (Andans), âgé de 26 ans, entre le 5 juin 1870 à l'hôpital Necker, salle Saint-Vincent, n° 14 (service de M. Guyon).

Ce malade a depuis 6 mois, un écoulement. Au moment de la défécation, pertes spermatiques, vérifiées avec le microscope; elles se renouvellent environ deux fois par semaine.

7 juin. La bougie exploratrice n° 21 est arrêtée au bulbe; le 20 ne franchit pas non plus le ligament de Carcassonne.

Le n° 6 pénètre assez facilement dans la vessie, en déterminant de la douleur au niveau des régions membraneuse et prostatique de l'urèthre. Les urines sont normales et ne déposent pas.

Instillations au nitrate d'argent.

14 juin. On a continué les instillations jusqu'à aujourd'hui, où on les supprime, parce que le malade se trouve mieux.

Le 15. Un peu d'écoulement.

Le 17. L'écoulement n'existe plus.

On fait encore une instillation de cinq gouttes.

Le 28. Le malade s'en va guéri; il n'y a plus du tout d'écoulement ni de pertes spermatiques.

Les bons résultats des instillations mis à part, les faits que je viens de rapporter présentent de l'intérêt à plus d'un titre.

Dans l'observation IV, le spasme de la région membraneuse s'opposait à l'émission de l'urine et à l'introduction d'instruments volumineux; dès la première instillation, la miction devenait plus facile. Mais ce que je veux surtout faire remarquer ici, c'est la nécessité, dans les cas de ce genre, de passer préalablement une bougie, qui pénètre d'autant plus facilement que le nitrate d'argent calme de plus en plus la sensibilité du canal; faute de le faire, il arrive quelquefois qu'on ne peut introduire l'explorateur.

Cette précaution devient encore plus indispensable quand, au lieu d'un spasme, on se trouve en présence, comme dans l'observation VI d'un véritable rétrécissement; on doit même alors, après la disparition de l'écoulement, faire une dilatation méthodique: cette dernière, dans la même observation, n'a pas rappelé l'uréthrite. Je me souviens d'un malade, qui, employé à la maison de commerce du Tisserand, était venu trouver M. Guyon pour le supplier de le débarrasser d'un écoulement déjà ancien, l'empêchant d'accomplir un mariage vivement désiré. Sur la prescription de mon maître, je lui fis des instillations, en ayant soin de passer chaque fois dans le canal une bougie de plus en plus volumineuse. L'amélioration fut assez rapide, et, comme dans l'observation IV, quelques bols d'opiat achevèrent la guérison.

Il peut arriver (observation V) que les instillations redoublent les envies d'uriner, au lieu de les calmer ; mais, quand on les suspend, parce que l'écoulement a cédé, la miction redevient peu à peu tout à fait normale.

Je crois devoir conclure des observations précédentes, comparées à celles où le nitrate d'argent a été injecté dans la vessie, que les instillations, qui n'étaient capables, dans ce dernier cas, que de soulager plus ou moins le malade, guérissent souvent l'uréthrite chronique profonde, même quand elle est ancienne et a résisté à tout autre traitement.

Je citerai encore une observation où l'inflammation occupait toute la partie profonde du canal ; elle me servira de transition à l'emploi du nitrate d'argent dans la cystite du col.

OBSERVATION VIII.

Rétrécissement commençant, unique, laissant passer le n° 16 ; inflammation chronique de tout le fond du canal, sans cystite du corps ; instillations au nitrate d'argent en arrière du ligament, grande amélioration.

En 1864, premier écoulement, second en 1865, troisième en 1868, quatrième en 1869 (le 25 février).

Ce malade n'a souffert de la vessie qu'après la dernière chaudepisse, au mois de mai ; il est allé à Beaujon parce qu'il pissait souvent et avec douleur (cystite). Cinq mois après, il est entré chez M. Dolbeau, où on lui a passé une sonde n° 20.

Il est entré au Midi, puis s'est soumis à un traitement ordonné par M. Ricord et à la suite duquel l'écoulement s'est arrêté.

Il y a deux jours, il est entré dans le service pour une rétention d'urine complète, et on l'a sondé avec une sonde en gomme élastique n° 16; depuis, il ne souffre plus.

Il n'urine maintenant que toutes les deux ou trois heures. Dépôt léger, nuageux, des urines, depuis un mois ou deux; avant, dépôt considérable.

Pas de douleur rénale à la pression pour le moment; il a eu à plusieurs reprises des douleurs rénales et de la fièvre.

Prostate un peu plus développée à droite, mais non douloureuse, et la pression du bas-fond ne donne pas envie d'uriner.

L'explorateur 21 ne passe pas dans la fosse naviculaire. Le 20 est arrêté dans la région bulbaire, sans ressaut dans la portion pénienne. Le 17 ne passe pas non plus, ni le 16. Le 15 franchit un rétrécissement dur, mais peu étendu sous forme de virole, au niveau du bulbe, et, à partir de ce point, le passage de l'explorateur est douloureux jusqu'à l'entrée de la vessie, c'est-à-dire dans l'espace de deux ou trois centimètres.

Dans la vessie, pas de douleur.

Bain. Lavement laudanisé.

Demain, on fera une instillation au nitrate d'argent avec l'explorateur 14.

11 janvier. On fait une instillation de quatre gouttes derrière le rétrécissement.

Le 12. Neuf gouttes.

Le 13. Dix gouttes.

Le 14. Depuis qu'on lui fait des instillations, le malade urine moins souvent et n'a plus de rétention d'urine.

Instillation.

Le 17. Le malade, qui auparavant souffrait après l'instillation jusqu'à deux heures, ne souffre plus maintenant que jusqu'à midi.

Instillation au 50e (d'un milligramme par goutte)

Le 21. Plus va, moins le malade souffre à l'anus; hier on a mis dix gouttes; aujourd'hui, idem. Depuis le 20, on passe tous les matins une bougie 14, puis 15, après avoir fait l'instillation.

Le 24. Il n'urine plus que quatre fois par nuit et ne souffre plus.

7 février. Il ne pisse plus que six ou sept fois par jour, sans douleur. On continue les instillations tous les deux jours.

Le 12. On passe la bougie n° 19. Le malade ne pisse plus de beaucoup aussi souvent; la nuit dernière, il est resté sept heures sans uriner.

Il sort très-amélioré de l'hôpital.

CHAPITRE III.

DE L'EMPLOI DU NITRATE D'ARGENT DANS LA CYSTITE DU COL.

Lallemand a appliqué son porte-caustique au traitement de la cystite chronique du col, et c'est peut-être encore aujourd'hui le moyen de porter le nitrate d'argent sur le col de la vessie le plus connu et le plus usité ; voyons donc d'abord en quoi il consiste et les résultats qu'il fournit.

ARTICLE 1er. — *De la cautérisation du col à l'aide du porte-caustique de Lallemand.*

§ 1er. — *De l'instrument.*

Mercier a bien proposé un porte-caustique qui permet, encore mieux que celui de Lallemand, de limiter l'action du nitrate d'argent ; mais il n'est guère employé, sans doute parce que son passage dans l'urèthre est plus douloureux. Je ne décrirai pas non plus les nombreux instruments du même genre que la plupart des chirurgiens n'ont pas adopté.

Le porte-caustique de Lallemand est une sonde d'argent un peu courbe et ouverte aux deux bouts, dans laquelle est un stylet d'argent terminé par un renflement en olive et placé de façon à ce que cette olive puisse s'appliquer sur l'extrémité interne de la sonde et l'oblitérer. Au-dessous de ce renflement, le stylet, volumineux dans l'étendue de 2 centimètres, est creusé d'une cupule longitudinale destinée à recevoir le nitrate solide et cachée dans la sonde ; son extrémité dépasse l'orifice externe de cette dernière de 4 centimètres et se termine par un bouton, qui, lorsqu'on presse sur lui, pendant qu'on maintient la sonde fixe, fait mouvoir le stylet et met la cupule à découvert.

Pour limiter la saillie de l'olive et de la cupule au delà de la sonde, il y a, sur le stylet, entre l'extrémité externe de cette dernière et son bouton terminal, un petit curseur mobile pouvant être fixé au point que l'on veut par une vis de pression latérale ; enfin, sur la sonde elle-même, il y a un curseur pouvant être fixé au point voulu par une vis de pression. Ainsi, la longueur de la sonde dans l'urèthre nécessaire pour mettre l'olive du stylet au niveau du point à cautériser étant déterminée, on fixe le curseur de la sonde à cette distance du bec, et l'on a un point de repère fixe.

L'instrument, d'abord droit près de son extrémité externe, présente, à 4 ou 5 centimètres de son autre extrémité, un angle obtus, puis se continue droit.

Quand le nitrate d'argent est à découvert, on peut facilement, par un mouvement de rotation imprimé au bouton externe du stylet, le diriger sur toutes les parois à cautériser (1).

§ II. — *Manière d'employer l'instrument.*

L'opération consiste donc à porter au niveau du col un morceau de nitrate d'argent caché dans une sonde, à le mettre à découvert, et à le promener sur la muqueuse du col vésical.

Lallemand conseille de déterminer d'abord la longueur de l'instrument à faire entrer dans l'urèthre, pour que l'olive du stylet soit au niveau du col. Pour cela, on introduit cet instrument sans que la cupule soit chargée de nitrate, jusque dans la vessie, et l'on pousse légèrement l'olive de quelques millimètres : l'urine coule par dessus le stylet.

On retire très-lentement l'instrument jusqu'au moment où l'urine s'arrête, ce qui montre que son extrémité interne est, non plus dans la vessie, mais au col. On place alors le curseur de la sonde au niveau du méat.

(1) Reliquet. Traité des opérations des voies urinaires, page 214.

Quand, après avoir retiré le porte-caustique pour le charger de nitrate d'argent, on l'introduit de nouveau, le curseur correspondant au méat, on sait par cela même que l'olive est au niveau du col.

Cette mensuration préalable de l'urèthre ne me paraît pas nécessaire; mais il n'est pas inutile de vider préalablement la vessie avec une sonde.

On charge donc l'instrument de nitrate d'argent, en chauffant à la flamme d'une lampe à alcool la portion du stylet où est la cupule, et en laissant tomber, par gouttes, dans cette cupule, le nitrate d'argent fondu à la lampe, de manière à ce qu'il présente, après son refroidissement, une surface unie ; on peut d'ailleurs gratter avec un couteau le nitrate qui dépasse les bords de la cupule, jusqu'à ce que l'olive du stylet puisse être amenée sans difficulté dans l'extrémité de la sonde.

Le malade étant couché, on introduit l'instrument jusque dans la vessie, où on le fait mouvoir : la main a éprouvé une secousse au moment où l'olive a franchi le col; on sent également une résistance à l'instant où elle sort de la vessie pour pénétrer dans le col; il faut alors s'assurer si elle est bien en cet endroit par le palper et le toucher rectal. Lallemand a donc eu raison de vouloir que le renflement olivaire fît une saillie bien marquée sur le reste de l'instrument, ce qui a, en outre, l'avantage d'éviter le pincement de la muqueuse (1).

D'une main on maintient le stylet fixe, de l'autre on fait remonter la sonde sur lui, ce qui découvre la cupule dans le col vésical. On imprime alors au stylet un mouvement de rotation complet, qui porte le caustique sur tout le pourtour du col. On pousse enfin la sonde vers la vessie

(1) Lallemand, Des pertes séminales involontaires, t. II, p. 392.

contre l'olive du stylet, qu'on a maintenu fixe, et, quand la cupule se trouve ainsi cachée par la sonde, on retire doucement l'instrument.

Lallemand recommande de promener le nitrate d'argent très-rapidement, afin d'obtenir seulement une inflammation aiguë et très-circonscrite, et non une véritable eschare, et de faire ces applications en petit nombre, les éloignant les unes des autres de quinze à vingt jours.

Article 2. — *Effets de la cautérisation du col à l'aide du porte-caustique de Lallemand.*

Une cautérisation trop profonde ou répétée trop souvent peut produire une douleur violente et prolongée, une hémorrhagie abondante, de la rétention d'urine, surtout si le malade s'expose à la fatigue et au froid. Mais Lallemand, qui a pratiqué cette opération pendant plus de vingt ans, en prenant toutes les précautions désirables, n'a jamais eu d'accident à déplorer. Les premiers jours, il faisait prendre à ses malades des bains, des lavements et des boissons adoucissantes.

La douleur qui a lieu au moment du contact du nitrate d'argent solide avec le col de la vessie n'est pas vive en général, et paraît plus faible que celle qui se montre pendant la miction, à l'instant de l'expulsion des dernières gouttes d'urine; elle va en diminuant jusqu'au lendemain ou au surlendemain, où elle cesse tout à fait.

Après la cautérisation, le malade émet presque toujours quelques gouttes de sang plus ou moins pur. Jusqu'au surlendemain, les envies d'uriner sont plus impérieuses, la miction se fait plus souvent et goutte à goutte; mais à partir de cette époque, la recrudescence de la maladie fait place ordinairement à une amélioration plus ou moins marquée. Les cautérisations suivantes sont encore plus inoffensives.

On connaît les bons résultats que Lallemand a obtenus avec son porte-caustique ; mais comme il ne l'a employé qu'accessoirement dans la cystite chronique du col, j'étais fort en peine pour apprécier la valeur de ce mode de traitement, quand un de mes amis, ancien interne de M. Tillaux, m'apprit que ce chirurgien s'en servait depuis longtemps avec succès dans cette maladie. J'ai pris en effet successivement dans son service l'observation de deux malades que j'ai vu cautériser et chez lesquels j'ai pu suivre et noter les effets de cette opération. Mais avant de rapporter ces faits, je citerai deux observations que je dois à l'obligeance de mon ami Guérin, externe du service de M. Tillaux en 1870.

OBSERVATION IX.

Cystite chronique du col ; 3 cautérisations avec le porte-caustique de Lallemand ; amélioration.

Florentin (Hippolyte), âgé de 59 ans, entre le 5 fév. 1870, à l'hôpital Saint-Antoine, salle Saint-Barnabé, numéro 1 (service de M. Tillaux).

Le 5. Il y a trois semaines qu'il a été pris subitement de douleurs à la région hypogastrique ; la miction avait lieu près de 60 fois en 24 heures.

Aujourd'hui, il urine encore 22 fois en 24 heures.

Ce matin, cautérisation avec le porte-caustique de Lallemand.

Le 6. Après la cautérisation, il a pissé un peu de sang, mais les mictions ont été un peu moins fréquentes.

Le 20. Seconde cautérisation ; amélioration momentanée.

Le 22. Il pisse un peu plus souvent. 3e cautérisation.

A partir de ce moment, le malade va de mieux en mieux et sort amélioré de l'hôpital ; il ne pisse plus que 5 ou 6 fois en 24 heures.

OBSERVATION X.

Cystite chronique du col ; 3 cautérisations avec le porte-caustique de Lallemand ; grande amélioration.

Champion (Constant), âgé de 31 ans, entre le 4 janvier 1870 à l'hôpital Saint-Antoine, salle Saint-Bernabé, numéro 17 (service de M. Tillaux).

Ce malade a déjà été traité pour des pertes séminales ; il avait de fréquentes érections, la nuit et le jour.

Il a encore des érections et des pertes, mais elles sont moins fréquentes.

Il dit n'avoir jamais eu de maladie vénérienne.

Il y a quatorze ans qu'il souffre : douleurs de bas-ventre, s'accompagnant de fréquentes envies d'uriner.

On l'a traité pour un rétrécissement, et on ne pouvait pratiquer le cathétérisme ; il n'y avait qu'une bride, un petit cul-de-sac au niveau du collet du bulbe, qui faisait dévier la sonde ; en l'élevant un peu, on l'a introduite.

Le 26. On a pu passer la série des bougies Béniqué jusqu'au nº 48. Malgré cela, le jet d'urine n'est pas gros, et le malade ne l'envoie pas loin.

A l'exploration, on ne trouve pas de rétrécissement ni de pierre.

Les envies d'uriner sont très-fréquentes ; il a uriné 14 fois la nuit dernière (cystite du col).

Il est un peu hypochondriaque.

2 février. Cautérisation du col de la vessie avec le porte-caustique de Lallemand.

Il a encore uriné 13 fois cette nuit.

Le 4. Il y a un peu d'amélioration.

Il n'a pissé que 9 fois cette nuit, il souffre un peu moins.

Le 6. Il n'a pissé que 6 fois cette nuit, et souffre beaucoup moins.

Le 10. Il a uriné 8 fois la nuit dernière. La douleur va encore en diminuant.

Le 11. Nouvelle cautérisation, qui est douloureuse. 8 mictions la nuit dernière.

Le 12. 7 mictions la nuit, 6 le jour.

Le 14. Il n'a pissé que 6 fois la nuit (6 fois le jour).

Le 17. Il n'a pissé que 5 fois ; les douleurs ont dimiuué.

Le 22. Nouvelle cautérisation.

Après cette dernière, les douleurs vont en diminuant, et le malade sort huit jours après, ne souffrant presque plus et ne pissant guère plus souvent qu'à l'état normal.

Dans l'observation IX, l'amélioration qui a suivi chaque cautérisation semble être survenue plus rapidement qu'à l'ordinaire, mais elle ne s'est maintenue qu'après la dernière opération : en somme, on a obtenu un mieux sensible avec trois cautérisations, faites dans l'espace d'une vingtaine de jours.

Le malade de l'observation X a été à peu près guéri dans le même espace de temps et aussi avec trois cautérisations; sa cystite du col datait de très-longtemps.

Je n'insisterai pas davantage sur ces deux faits, et je rapporterai, avant d'aller plus loin, les deux observations que j'ai prises ces temps derniers dans le service de M. Tillaux.

OBSERVATION XI.

Cystite du col chronique ; 2 cautérisations avec le porte-caustique de Lallemand, guérison.

Simoneau. (Antoine), âgé de 55 ans, entre à l'hôpital Saint-Louis le 14 mars 1872, salle Saint-Augustin, numéro 14 (service de M. Tillaux).

Ce malade éprouve de la douleur en urinant, et il lui est impossible de retenir ses urines; il a de fréquentes envies d'uriner. C'est pour cela qu'il entre à l'hôpital.

Dans sa jeunesse, il a eu une chaude pisse, et, douze ans après, une orchite double. Il lui est resté une induration inodulaire de la queue de l'épididyme de chaque côté, induration qui rappelle assez, comme dureté et forme, un tubercule; marié depuis vingt-cinq ans, il n'a jamais eu d'enfant.

Il y a trois ans, il a fait la même maladie qu'aujourd'hui, c'est-à-dire qu'il fut pris de douleurs après la miction, d'envies fréquentes d'uriner (il urinait 10 ou 12 fois pendant la nuit), et d'impossibilité de se retenir.

Cette fois, il y a dix ou douze jours, il a pissé un peu de sang, et cette hématurie a persisté.

Il affirme n'avoir fait aucun excès de femmes, ni de boissons. Son travail l'expose à de fréquents refroidissements.

10 avril. L'état persistant, cautérisation avec le porte-caustique de Lallemand. La sonde entre facilement et ne détermine de douleurs qu'au niveau du col. La cautérisation détermine de la douleur ; mais

cette douleur est moins grande que celle qui suit les mictions. Elle persiste, en allant en diminuant, jusqu'au surlendemain, et il y a, dans l'après-midi, pissement de quelques gouttes de sang à la fin de la miction, qui est plus fréquente (10 fois environ).

Le surlendemain, l'amélioration se fait sentir. La douleur diminue beaucoup, il ne pisse plus que 6 à 7 fois, et toujours plus souvent la nuit que le jour.

Le 13. Même fréquence de la miction.

Il a uriné encore 4 ou 5 fois la nuit dernière; mais la douleur a diminué, et le malade est content de l'opération.

Le 12. Il urine moins souvent et souffre moins en urinant qu'avant l'opération.

Le 19. M. Bail, interne du service, pratique une seconde cautérisation, qui est plus douloureuse que la première; mais le malade rend moins de sang dans l'après-midi.

Le 23. Les douleurs ont diminué encore depuis la dernière cautérisation; cependant elles existent au-dessus du pubis et augmentent par la pression.

Le malade urine 7 à 8 fois le jour, 4 ou 5 fois la nuit.

Dans l'après-midi, il rend quelques gouttes de sang, moins qu'auparavant, surtout que du temps qu'il était chez lui. Amélioration.

1er mai. Depuis la dernière cautérisation, l'amélioration a été en augmentant. La douleur de la miction est aujourd'hui à peu près nulle

Depuis trois jours après l'opération, le malade ne pisse plus de sang. Il n'urine plus que 4 ou 5 fois le jour et 3 ou 4 fois la nuit.

Il sort donc guéri.

OBSERVATION XII.

Cystite chronique du col, incontinence d'urine; deux cautérisations avec le porte-caustique de Lallemand, amélioration.

Malvoisin (Jean), âgé de 48 ans, entre le 27 avril 1872 à l'hôpital Saint-Louis, salle Saint-Augustin, n° 16 (service de M. Tillaux.)

Ce made dit n'avoir jamais eu de blennorrhagie; il n'a eu, dit-il, qu'un chancre et un bubon.

Vers les premiers jours de janvier de cette année, il fit un excès de boissons et de coït.

Quelques jours après, il éprouva d'assez fortes douleurs au niveau des fausses côtes et surtout au-dessus du pubis. Le même jour, des envies d'uriner fréquentes, l'expulsion involontaire de quelques gouttes d'urine rendues à chaque miction avec douleur, surtout à la fin de cette dernière, l'engagèrent à consulter un médecin, qui ne lui fit subir aucun traitement sérieux. Les urines étaient troubles et infectes; le malade se plaignait d'une grande faiblesse dans les reins.

Vers la fin de février, il fut pris d'une rétention d'urine qui dura quatre ou cinq jours, jusqu'au moment où un pharmrcien le sonda avec une sonde molle. Depuis, il n'a jamais pu retenir ses urines, dès que le besoin de pisser se fait sentir.

Le 23 mars, il est entré à l'Hôtel-Dieu, où on lui a seulement fait prendre de la tisane de graine de lin, puis de chiendent.

Le 27 avril, il entre salle Saint-Augustin.

Il est toujours à peu près dans le même état. Il urine malgré lui, et 8 ou 10 fois par heure; la nuit, la miction est un peu moins fréquente; mais le malade dit qu'alors il souffre des reins.

Du reste, la douleur après la miction est aujourd'hui très-peu accusée.

L'exploration avec une sonde en argent ne révèle pas de rétrécissement ni de corps étranger ; la vessie est saine.

1er mai. Aujourd'hui, mercredi, M. Tillaux cautérise le malade, à sa clinique, avec le porte-caustique de Lallemand. L'introduction de l'instrument se fait assez facilement et sans douleur ; la sonde introduite dans la vessie, on la ramène au col et sur sa surface, on promène plusieurs fois le nitrate d'argent : le malade n'accuse presque pas de douleur. Après la cautérisation, il urine des gouttes de sang à peu près pur.

Le 2. La douleur légère qui a commencé presque d'abord après la cautérisation existe encore ce matin.

Pas de modification, si ce n'est que le malade urine encore plus goutte à goutte.

Le 4. Les douleurs ont cessé hier, dans l'après-midi, vers une heure; à partir de ce moment, il a cessé de perdre ses urines goutte à goutte et a uriné, comme avant l'opération, beaucoup à la fois et malgré lui. Mais la fréquence de la miction a notablement diminué. Il a uriné 8 ou 10 fois hier, et, la nuit, 3 fois seulement; on sait qu'il urinait auparavant presque continuellement, 10 ou 12 fois par heure.

Il a toujours sa douleur de reins.

Il se trouve très-bien de l'opération; depuis les quelques gouttes qui ont suivi cette dernière, il n'a plus uriné de sang.

Le 7. Depuis vendredi, le malade s'est trouvé de mieux en mieux. Il n'urine que 7 ou 8 fois le jour, 2 ou 3 fois la nuit.

Il pouvait mieux retenir ses urines le 5 ; aujourd'hui, il ne peut guère les retenir que 2 ou 3 minutes.

Il souffre beaucoup moins des reins, pas du tout dans le bas-ventre.

Il se trouve bien.

Le 8. Il se trouve toujours assez bien ; mais il a uriné 10 ou 12 fois en 24 heures.

Aujourd'hui, mercredi, on le cautérise avec le porte-caustique.

L'introduction de l'instrument est beaucoup plus difficile que la dernière fois, mais presque pas douloureuse.

Le 9. Après la cautérisation, le malade a rendu à la fois beaucoup d'urine trouble ; pas du tout de sang.

Le 14. La douleur, peu vive, n'a pas duré plus d'une demi journée.

Dans la journée qui suivit la dernière cautérisation, il rendait l'urine malgré lui et goutte à goutte ; depuis, le ventre est sensible; mais, dès le surlendemain, l'incontinence d'urine avait cessé. Le malade peut résister à l'envie d'uriner, mais alors il reste cinq minutes sans pouvoir la satisfaire.

Le surlendemain, il pissait 9 fois en 24 heures.

Aujourd'hui, il ne pisse plus que 6 ou 7 fois dans le même temps.

Il se trouve bien.

Le 28. Je revois le malade aujourd'hui.

Il a été pris peu à peu de paraplégie, et de signes qui font supposer une lésion de la moelle.

Du reste, rien de nouveau du côté du col de la vessie ; pas de douleur en urinant, 5 ou 6 mictions en 24 heures; la nuit, le malade a recommencé à perdre un peu ses urines.

Dès le surlendemain de la première cautérisation, le premier malade (observation XI) se sent soulagé, et après la seconde, la douleur disparaît et la miction redevient à peu près normale, tout cela en vingt jours.

Dans l'observation XII, le symptôme le plus pénible est l'incontinence qui oblige le malade à uriner à chaque instant. Le surlendemain de la première cautérisation, c'est-à-dire le 1er mai, il y a, encore dans ce cas, une amélioration sensible, et les jours suivants la fréquence de la miction va en diminuant. La seconde cautérisation triomphe complétement de l'incontinence d'urine, et le 14 mai le malade ne pisse plus que six ou sept fois en vingt-quatre heures.

Le 28 mai, je trouve le malade pris de paraplégie ; on mettra donc peut-être l'incontinence d'urine sur le compte d'une lésion médullaire. Mais il n'en est pas moins vrai que les phénomènes de cystite ont cédé à la seconde cautérisation et que l'incontinence d'urine, si elle a reparu, est maintenant moindre qu'avant le début du traitement.

Voilà donc une méthode dont il est impossible de contester les avantages ; j'arrive à celle des instillations.

ARTICLE 2. — *Des instillations au nitrate d'argent dans la cystite du col.*

§ Ier. — *Méthode des instillations.*

C'était bien une nouvelle méthode que créait M. Guyon, quand, à l'aide de son appareil, il arrivait à porter une solution médicamenteuse sur un point déterminé de l'urèthre ; mais il est allé plus loin : il a employé les instillations au nitrate d'argent, non-seulement dans la cystite et l'uréthrite chroniques, mais encore dans la cystite du col.

On avait souvent avant lui porté le nitrate d'argent dans les parties profondes de l'urèthre, et par conséquent jusqu'au col de la vessie ; mais on ne l'avait jamais fait dans la cystite aiguë, et si on l'avait tenté dans la cystite chronique, ce n'était guère que dans les cas où elle venait compliquer une uréthrite déjà en traitement. Si, avec une uréthrite chronique profonde, il y avait en même temps cystite du col, le liquide modificateur agissait sur toutes les parties malades (1).

D'ailleurs, le manuel opératoire laissait par trop à désirer.

C'est ainsi que, en 1845, Debeney publiait l'observation d'une cystite chronique blennorrhagique améliorée en quelques jours par l'emploi du nitrate d'argent; des in-

(1) Reliquet, Traité des opérations des voies urinaires, p. 186.

jections avec une solution d'acétate de plomb avaient achevé la guérison. « Une fois le liquide introduit dans le canal, dit Debeney, je le pousse avec soin par la pression des doigts jusqu'à la racine de la verge, de manière à le faire remonter au-dessus de la région prostatique et jusque dans la vessie » (1).

C'est aussi dans des cas isolés qu'on a, après M. Guyon, traité la cystite chronique du col par les injections au nitrate d'argent faites avec une sonde. En 1870, M. Guéneau de Mussy guérit de cette manière une malade chez laquelle il avait diagnostiqué une cystite du col, et M. Voillemier une fissure (1).

M. Guyon est donc le seul qui ait, dans la cystite du col, employé les instillations au nitrate d'argent, telles qu'il les pratique, et comme méthode unique du traitement. Il est temps de décrire l'appareil qu'il a présenté à la Société de chirurgie en 1867. Cette espèce de compte-gouttes, très-simple, se compose de trois parties : une bougie exploratrice à boule perforée, une canule filiforme d'argent ou d'or, et une seringue de Pravaz grand modèle.

On peut, au besoin, percer la boule de la bougie avec une épingle ou un mandrin ; mais il vaut mieux faire construire un explorateur tout perforé. Si l'on se rappelle ce que j'ai dit à propos du diagnostic de la cystite du col, on comprendra avec quelle précision cet instrument annon-

(1) Debeny, Observation d'application de la méthode des injections caustiques au traitement de l'irritation chronique de la vessie, Journal de médecine et de chirurgie pratiques, année 1845, p. 139.

(2) Gueneau de Mussy, Des injections au nitrate d'argent dans la cystite du col avec uréthrite d'origine traumatique et se rattachant aux circonstances de l'accouchement. Journal de médecine et de chirurgie pratiques, novembre 1870.

cera la partie de l'urèthre avec laquelle la boule sera en contact; de plus, comme il est perforé, l'apparition de l'urine indiquera aussi le moment où l'on atteindra le col de la vessie. On introduit donc l'explorateur dans l'urèthre, et on reconnaît l'endroit où l'on veut porter le médicament; on le retrouvera facilement au moment de faire l'instillation; mais on peut, par surcroît de précaution, en appliquant l'ongle au niveau du méat urinaire, indiquer un point de repère sur la bougie.

On retire alors l'explorateur, et l'on fait entrer la canule métallique dans son canal central, de façon à ce que l'extrémité interne de cette dernière arrive jusqu'à l'ouverture correspondante de la boule, sans néanmoins faire saillie au dehors. Si l'explorateur doit pénétrer dans les parties profondes de l'urèthre, la canule fera l'office d'un mandrin creux et se prêtera à la courbure qu'on voudra lui donner.

On visse alors la canule sur la seringue de Pravaz qui contient la solution médicamenteuse, et on amorce l'instrument jusqu'à ce qu'on voie sourdre par le trou pratiqué à la boule une goutte de liquide; dès lors, chaque tour de vis fait apparaître une goutte à l'extrémité de cette boule.

Rien de plus facile alors que d'employer l'appareil. On conduit l'olive sur la portion de l'urèthre déterminée à l'avance, et on l'appuie légèrement sur elle; on met la vis en jeu, et chaque tour fait tomber sur cette portion une goutte de la solution contenue dans la seringue.

Tel est l'appareil inventé par M. Guyon; après s'en être servi pendant un certain temps, il s'aperçut que l'explorateur et la seringue de Pravaz suffisaient dans les cas ordinaires; aussi, pour simplifier encore le procédé, n'emploie-t-il plus la canule métallique, entrant à frottement dans l'intérieur de l'explorateur, que lorsqu'il fait usage de solutions caustiques concentrées, dont il désire limiter l'action très-exactement; il recommande alors de bien tendre la verge sur la bougie, et de ne retirer l'appareil qu'au bout de quelques instants.

M. Guyon a instillé avec ses instruments des solutions de chlorhydrate de morphine et d'extrait de belladone; mais, dans la cystite, il se sert le plus souvent d'une solution de nitrate d'argent au 100e, ou mieux au 50e, dont chaque goutte représente, par conséquent, 1 milligramme de sel. Impossible, on le voit, de doser un médicament avec plus d'exactitude. On peut commencer par 5 ou 10 gouttes, dont on augmente progressivement le nombre; mais il est presque toujours sans inconvénient, dès le début, d'en instiller 15 ou 20; on va parfois jusqu'à 25 ou 30.

Il y a avantage ordinairement à faire deux instillations par jour, une le matin et l'autre le soir; mais si la douleur se prolonge trop longtemps, on supprime la dernière.

Si toute la partie profonde de l'urèthre est enflammée, on fait entrer légèrement la boule dans la portion membraneuse, avant de faire l'instillation; s'il n'y a qu'une cystite du col, on enfonce davantage l'extrémité interne de l'explorateur. Quand le liquide est en quantité suffisante, il en pénètre dans la vessie; mais, pour peu que l'organe contienne d'urine, cette faible quantité de nitrate d'argent est aussitôt précipitée.

§ II. — *Effets des instillations au nitrate d'argent dans le col de la vessie.*

C'est, non pas pendant la première installation, mais presque immédiatement ou une ou deux heures après, que le malade éprouve un sentiment de cuisson plus ou moins vif qui a pour siége ordinaire le canal de l'urèthre ; il se dissipe peu à peu pendant la journée, et si, dans quelques cas, il se prolonge jusqu'au lendemain, dans d'autres il cesse en quelques minutes, et presque jamais il ne dure autant que la douleur qui suit la cautérisation avec le porte-caustique de Lallemand.

Pendant une heure, le malade urine souvent trois ou quatre fois; mais, dès le milieu du jour, il s'aperçoit que la miction devient plus abondante et se fait moins fréquemment.

La seconde instillation est toujours mieux supportée ; il est bien rare que ces légers accidents apparaissent après la troisième ; un bain, du reste, les calme rapidement.

Bientôt on peut pratiquer le cathétérisme avec une grande facilité. La sécrétion diminue et se modifie rapidement : le malade, qui parfois a d'abord rendu quelques gouttes de sang, voit ses urines devenir plus claires et le mucus qu'elles contiennent plus flottant.

Mais, avant d'aller plus loin, je dois m'appuyer sur mes observations ; je citerai d'abord celles de cystite chronique du col : de cette manière, les effets des instillations seront mieux en parallèle avec ceux du porte-caustique de Lallemand.

OBSERVATION XIII.

Cystite chronique du col ; instillations au nitrate d'argent, état stationnaire ; amélioration au début du traitement, mais elle n'a pas persisté.

Gautier (Jean), âgé de 61 ans, entré le 15 juillet 1871 à l'hôpital Necker, salle Saint-Vincent, n° 12 (service de M. Guyon).

Antécédents. — Lithotritie il y a douze ans par M. Civiale : en trois séances, le malade a été complétement guéri. Depuis un an, six accès de colique néphrétique, à droite, à la suite desquelles il a rendu chaque fois par l'urèthre des fausses membranes ressemblant absolument à des membranes hydatiques.

Le malade pisse douloureusement, et toutes les demi-heures.

17 juillet. La région rénale gauche est sensible.

Le passage d'une sonde d'argent est douloureux. Vessie contractile, contenant peu de liquide; colonnes à droite et au fond. Epaississement du col assez prononcé à droite.

Bain tous les deux jours.

Le 19. Hier, 18, on a laissé le malade se reposer; il a pris un bain.

Ce matin, urines purulentes.

Bain.

Le 20. Le malade depuis hier ne peut uriner sans qu'on le sonde.

Le 21. Accès de fièvre, hier soir.

Sulfate de quinine, 50 centigrammes.

Le 22. Le malade a rendu sans douleur une fausse membrane accompagnée d'une grande quantité de mucus concret.

Le 25. Même état.

Douleur au commencement et à la fin de la miction.

Instillation de 10 gouttes de nitrate d'argent.

Le 28. Sentiment de cuisson une heure après l'instillation.

Les urines sont incolores, sans dépôt. Le malade urine moins souvent.

Instillation de 30 goutte.

Le 29. Le malade se trouve un peu mieux; les douleurs au moment de la miction n'existent plus; mais il y a des douleurs dans l'intervalle des mictions. Il urine toutes les deux heures au lieu de toutes les demi-heures. Les urines déposent beaucoup moins.

Instillation de 10 gouttes.

Le 31. Le malade pisse plus facilement, presque aussi fréquemment; les urines sont plus claires, sans dépôt.

Instillation de 15 gouttes.

1er août. Instillation de 20 gouttes.

Amélioration.

Le 3. Même traitement.

Beauconp d'amélioration.

Le 4 août. Un peu de douleur en urinant, mais toujours beaucoup d'amélioration.

Instillation.

Le 5. Pas d'instillation ce matin.

Le malade a un peu souffert hier.

Pas d'instillation le 6.

Le 7. Les urines commencent à déposer de nouveau; le malade souffre en urinant.

Même état le 8 et le 9.

Le 10. Idem. Urines très-sales.

Le 11. Le malade souffre beaucoup, urine souvent et peu à la fois
Le 15. Instillation. Il sort, sur sa demande. Etat stationnaire.

OBSERVATION XIV.

Cystite chronique du col blennorrhagique ; instillations au nitrate d'argent, grande amélioration (cessation de la difficulté à uriner la nuit).

Leclerc, âgé de 30 ans, entré le 26 septembre 1871 à l'hôpital Necker salle Saint-Vincent, n° 18 (service de M. Guyon).

Cet homme a commencé à être malade en 1868, où il a eu une chaudepisse traitée par les injections pendant une huitaine.

Il a pris aussi du copahu et des capsules de cubèbe, ainsi que des bains ordinaires.

Le malade croit que les douleurs lombaires qu'il éprouve ont paru avec cette chaudepisse; elles n'étaient pas très-fortes au début et furent traitées par des frictions faites avec de l'eau-de-vie camphrée, du baume de Fioraventi, du baume Opodeldock. Les frictions, faites vigoureusement, firent sortir des boutons. Les douleurs se calmèrent, pendant quelque temps, puis reparurent ; elles formaient une ceinture autour des reins et du bas-ventre, et s'étendaient jusqu'aux testicules et aux membres inférieurs. Elles furent traitées, cette fois, par plusieurs purgations et lavements à l'eau de son et à la graine de lin ou à l'eau tiède additionnée d'essence de térébenthine , ou par des lavements simples, par l'eau de Vichy, des capsules de térébenthine, des bains ordinaires, sulfureux et de vapeur, des douches froides et chaudes, par un vésicatoire sur les reins.

Pendant la chaude-pisse, le malade ne pouvait rester que sur le dos; impossible de se tourner; depuis lors, érections chaque nuit, insomnie. Depuis huit mois, il a de la peine à uriner la nuit; le jour, il a toujours pu uriner sans efforts. Il souffre beaucoup dans les reins, un peu, mais moins, dans le bas-ventre et les testicules ; il souffre beaucoup quand il est assis devant une table sur laquelle il se penche, pour écrire par exemple.

Plusieurs médecins l'ont soigné pour une névralgie sciatique, sans doute à cause de l'irradition des douleurs vers les cuisses. Le malade rapporte qu'en 1857, en portant deux seaux d'eau, il est tombé assis, les deux pieds lui ayant manqué ; il ressentit une forte secousse, puis une douleur de reins à peu près semblable à celle qu'il ressent maintenant; mais elle n'avait pas envahi le bas-ventre et les parties. Cette douleur dura cinq à six mois; il ne suivit alors aucun traitement.

Le malade viendra à Necker tous les deux jours à partir du 15 décembre.

15 décembre 1871. Cathétérisme. Instillation au nitrate d'argent.

Le 16. Fièvre pendant quatorze heures, avec des douleurs plus vives que jamais. Le malade peut à peine se tourner dans son lit, il ne peut s'asseoir pendant deux jours; jambe droite endolorie pendant une demi-journée. 2e instillation.

Le 18. Après l'instillation, il a fallu uriner très-souvent; douleur cuisante dans la verge toute la journée et un peu le lendemain. 3e instillation.

Le 20. Même état; il urine cependant plus aisément la nuit; il y a encore des érections. 4e instillation.

Le 22. Fièvre dans la nuit du vendredi au samedi jusqu'au dimanche matin. Il entre à Necker le 26.

Le 26. 5e instillation. Pas de fièvre.

Le 27. 6e instillation. Miction plus facile la nuit.

Le 28. 7e instillation.

Le 29. 8e instillation. Miction de plus en plus facile. Pas de fièvre depuis huit jours. Persistance des douleurs lombaires. Bains tous les deux jours depuis le 27 décembre. 6 ventouses le 29.

Le 30. Badigeonnage sur la région lombaire avec de la teinture d'iode.

3 janvier 1872. Il ne fait plus d'efforts pour uriner. Continuer les instillations au nitrate d'argent. Cesser les badigeonnages iodés sur les reins.

Le 5. Souffrances moins vives; miction plus fréquente et plus aisée. Continuer les instillations,

Le 8. Instillation au nitrate d'argent.

Le 10. Idem.

Le 12. Il a encore des érections la nuit.

Le 15. Amélioration.

Le 16. Douches. Ventouses.

Le 17. Injection sous-cutanée. Rien de particulier.

Le 26. Le malade pisse sans effort, même la nuit. Il sort très-amélioré.

OBSERVATION XV.

Cystite chronique du col; instillations au nitrate d'argent, amélioration (cessation des douleurs en urinant, diminution de la fréquence des mictions).

Robin (Nicolas), entré le 26 août 1870 à l'hôpital Necker, salle Saint-Vincent, no 21 (service de M. Guyon).

Cet homme est malade depuis un an; il souffre beaucoup en urinant et pisse souvent, toutes les 30 ou 40 minutes, aussi souvent la nuit que le jour. L'explorateur 17 passe facilement, mais cause de la douleur au col. La vessie est grande, la protate légérement hypertrophiée.

28 août. Ce matin, on sonde le malade avec une sonde en caoutchouc. Douleur au fond du canal et surtout au col; la vessie est contractile et se vide à peu près; urines acides.

Le 29. On instille 10 gouttes d'une solution au nitrate d'argent au 50e. Le malade, qui est venu demander une consultation il y a deux mois, a été examiné à cette époque au point de vue de la pierre; le résultat a été négatif.

Le 30. La douleur a duré jusqu'à cinq heures du soir. Il semble au malade qu'il a moins uriné. Pas d'instillation ce matin.

Le 31. Il a pissé un peu moins hier, et n'a pas éprouvé moins de douleurs. Ce matin, instillation de 15 gouttes de nitrate d'argent.

1er septembre. Grandes souffrances hier toute la journée jusqu'à minuit. A partir de minuit, le malade a bien uriné, sans douleur, toutes les heures au lieu de toutes les demi-heures. Ce matin, pas d'instillation.

Le 2. La journée a été bonne. Le malade n'a pas souffert du tout; il a uriné environ toutes les 45 minutes. La nuit, il a plus souvent envie d'uriner. Instillation de 15 gouttes.

Le 3. Le malade a souffert toute la journée; mais il continue à uriner moins souvent. Pas d'instillation ce matin.

Le 4. La journée d'hier a été excellente. Le malade, en somme, se trouve un peu mieux et dit moins souffrir en urinant. Ce matin, 20 gouttes. A la visite du soir, le malade souffrait un peu.

Le 7. Le malade est resté deux jours sans instillation; hier matin, 6 septembre, instillation de 25 gouttes, qui n'a pas été immédiatement douloureuse; mais, à partir de 4 heures du soir jusqu'à 5 heures du matin, le malade a uriné 40 fois, avec une vive souffrance avant de commencer. Ce matin, depuis un bain qu'il a pris, il urine seulement toutes les heures. Un peu de douleur à la pression vers la région rénale. Du 7 au 18 septembre, trois instillations de 10 gouttes de la solution au 20e; le malade, après chaque instillation, a souffert environ 12 heures, et s'est trouvé sensiblement mieux après. Ce qui paraît évident, c'est que les douleurs vives que le malade éprouvait en urinant ont disparu; ces douleurs étaient telles qu'il était obligé de se cramponner aux objets voisins et de s'arc bouter pour uriner. Une particularité assez intéressante à noter, c'est que le malade n'urine que lorsqu'il a marché un peu : la nuit, il est obligé de faire un ou deux tours dans la salle avant d'uriner.

Le 21. Instillation de 10 gouttes. Le malade a souffert trois heures seulement après l'instillation.

Le 22. Pas d'instillation. Le malade urine sans aucune douleur.

Le 23. Pas d'instillation. A la visite du soir, le malade se plaint de souffrir un peu en urinant.

Le 25. Instillation de 10 gouttes. Le malade continue à aller mieux.

A partir de ce jour, on suspend pour quelque temps les instillations pour voir si le mieux continuera. Exeat le 1er octobre. Le mieux persiste. Les douleurs en urinant n'existent plus, à la condition toutefois que le malade urine debout. Quant à la fréquence des mictions, elle est toujours assez grande, mais un peu diminuée.

OBSERVATION XVI.

Cystite chronique du col blennorrhagique ; instillations au nitrate d'argent, amélioration sensible.

Merliot (Jules), âgé de 30 ans, entré le 9 mai 1872 à l'hôpital Necker, salle Saint-Vincent, n° 10 (service de M. Guyon).

10 mai. Ce malade a eu, il y a neuf ans, une chaude-pisse et une orchite. Il s'est traité par des tisanes, du copahu et du cubèbe, puis par des injections diverses (tannin, sulfate de zinc et enfin nitrate d'argent). Après ces dernières, il eut, pendant un moment, un peu de rétention d'urine. En six semaines, il se trouva guéri, mais incomplétement : il restait une goutte, qui dura tant que le malade se traita. Un an après le début de la maladie, ayant cessé tout traitement, il se vit débarrassé de son écoulement. Mais un an après, à la suite des écarts de régime, le coït était douloureux, il éprouvait, à peu près constamment, un sentiment d'ardeur dans le canal de l'urèthre : les fatigues exaspéraient ces douleurs et lui donnaient de fréquentes envies d'uriner, quelquefois même à la fin de la miction il sortait quelques gouttes sanguinolentes ; c'est alors surtout qu'il éprouvait des douleurs. Vers cette époque, il s'aperçut, en urinant dans un vase, qu'il avait un petit suintement blanchâtre, qu'il a conservé jusqu'à aujourd'hui.

Il y a 5 ou 6 ans, faiblesse et maux de reins, ainsi que souffrances dans le canal de l'urèthre. Dans les moments d'irritation, douleur au bout de la verge en urinant, surtout à la fin de la miction ; ardeur dans le canal entre chaque besoin ; il urinait alors toutes les demi-heures, jour et nuit.

Ces accidents, auxquels il opposait quelques bains et des lavements, survenaient quelquefois sans cause appréciable et duraient environ trois ou quatre jours ; pendant sept ou huit jours, il restait de la douleur. Rarement écoulement de sang.

Des médecins l'ont soigné pour une maladie de la prostate et de la vessie. En février 1872, son médecin le fit entrer, comme calculeux, dans le service de M. Labbé, à la Pitié.

On commença par lui dilater le canal avec des bougies, jusqu'au n° 17 ; le malade souffrait beaucoup.

Il y avait déjà deux ou trois ans que les urines déposaient un peu ;

en entrant à l'hôpital, elles avaient cessé d'être troubles : elles devinrent très-troubles, sous l'influence du cathétérisme.

On cherche la pierre avec une sonde en argent, et on ne la retrouve pas. On constate dans la vessie des colonnes indurées.

On porte le diagnostic de catarrhe très-tenace, et on ordonne de la térébénthine et des cataplasmes sur le ventre, et en dernier lieu des irrigations d'eau avec une sonde à double courant: La maladie se trouve aggravée. Assez souvent, à la suite du cathétérisme, il y avait, dit le malade, des frissons et de la fièvre, les douleurs devenaient plus vives.

Il y a six mois, en novembre, il était venu consulter M. Guyon; mais il ne revint pas suivre le traitement. Hypochondrie marquée. Il est sorti de la Pitié il y a vingt-deux jours, avec un dérangement d'estomac et de l'affaiblissement. Il a abandonné tout remède et a suivi chez lui un bon régime, qui, dit-il, a diminué la douleur. Aujourd'hui, il ne se plaint pas de son estomac. En dehors de la miction, il souffre des reins, surtout quand il se fatigue; au lit il ne souffre pas.

Douleur de bas-ventre, quand la vessie est distendue; douleur sourde au niveau du périnée. Il a pissé trois fois la nuit; le jour, il pisse toutes les trois ou quatre heures avec douleur au bout de la verge, surtout à la fin de la miction, qui se fait goutte à goutte.

Exploration.—Ni rétrécissement, ni épaississement du canal. L'explorateur n. 21 passe bien. Vessie grande; elle n'offre rien de douloureux à l'exploration. Quand on retire l'explorateur, il ramène du mucus. Au toucher rectal, prostate normale. L'exploration avec une sonde d'argent indique une vessie assez inerte, un peu épaisse, surtout à gauche; pas trace de calcul. On fera des instillations à partir de demain.

11 mai. Instillation de 15 gouttes.

A partir du 12, 20 gouttes soir et matin.

Le 13. Urines plus claires; un peu moins de douleur. Instillation.

Le 14. Il a rendu un peu de pus hier. Instillation. La douleur qui suit l'instillation ne dure guère qu'un quart d'heure; elle est légère et occupe le milieu de la verge.

La douleur au méat a un peu diminué. Les urines sont plus claires qu'avant les instillations. Il urine aussi souvent.

Le 16. Après l'instillation du matin, le malade éprouve le besoin d'uriner au bout d'un quart d'heure; cuisson dans le canal quelque fais pendant une heure et demie.

Aprèe l'instillation du soir, besoins d'uriner assez vifs pendant une demi-heure environ, où il urine 4 ou 5 fois. Il urine pourtant un peu moins souvent qu'avant les instillations et souffre à peu près de même.

Le 18. On continue à instiller deux fois par jour 20 gouttes de nitrate

d'argent. Le dépôt des urines est le même que le 14 mai. Mais, après l'instillation du matin, le malade reste maintenant 4 ou 5 heures sans uriner; l'instillation du soir provoque toujours de la douleur et des mictions fréquentes.

Le 22. Amélioration, miction moins fréquente, moins douloureuse. Instillation de 20 gouttes par jour.

Le 23. L'amélioration continue. Il n'a pissé que deux fois cette nuit. Urines claires. Canal moins sensible.

Le 24. Amélioration.

Le 25. Après l'instillation, cuisson dans le canal jusqu'à midi Il souffre toujours un peu; la fréquence des mictions est moindre.

Le 27. Instillation.

Le 28. Exeat. Amélioration sensible, dont le malade se félicite beaucoup. Il ne souffre plus en urinant et urine toutes les deux heures environ; les urines ne déposent presque plus. Il conserve un peu de sensibilité dans le canal (surtout au bout de la verge et au-dessous du pubis).

OBSERVATION XVII.

Rétrécissement de l'urèthre, cystite chronique du col blennorrhagique; instillations au nitrate d'argent, guérison.

Révol (Étienne), âgé de 32 ans, entre le 15 mars 1872 à l'hôpital Necker, salle Saint-Vincent, n° 2 (service de M. Guyon).

Ce malade a eu une chaudepisse en 1861, puis quatre en deux ans; en février 1863, sixième chaudepisse, qu'il a soignée pendant trois mois.

Après quoi, sans que la chaudepisse fût guérie, il se déclara une cystite du col, et le malade entra chez M. Axenfeld, en mai 1869, à l'hôpital Beaujon, où il resta quatre mois sans meilleur résultat.

C'est M. Axenfeld qui avait porté le diagnostic de cystite: le malade urinait à chaque instant, avait des douleurs dans le bas-ventre, surtout à la fin de la miction; les urines déposaient; il n'avait pas d'hématurie. Chez M. Dolbeau, on lui mit des sondes à demeure du n° 8 au n° 20. La cystite n'était pas passée, le malade ne pouvait pas toujours uriner sans douleur.

En novembre 1869, il va au Midi chez M. Mauriac, qui le garde cinq semaines, et qui, n'obtenant aucun résultat, l'envoie chez M. Guyon. Mais le malade, fatigué d'aller d'hospice en hospice, se fait soigner par un homœopathe pendant trois semaines. Il y a un peu de soulagement, mais aucun résultat sérieux.

Il va alors chez M. Ricord, qui le sonde avec une bougie n° 16, ne trouve pas de rétrécissement, et fait cesser l'écoulement blennorrhagique.

Vers le 12 février 1870, le malade, ayant toujours sa cystite, entre à Necker, chez M. Guyon, qui aurait porté le diagnostic, cystite, rétrécissement, uréthrite chronique. Lors de l'entrée, cathéthérisme avec le n° 9 : le col est sensible. On lui fait des instillations au nitrate d'argent, et la dilatation progressive tous les deux jours. Après trois semaines de traitement, la cystite est guérie complétement; la miction devient normale et non douloureuse, et, quand le malade sort, on lui recommande de se sonder avec le n° 19.

Depuis son départ, il s'est sondé tous les quinze jours ou toutes les trois semaines. Il est repris de cystite après deux mois et est obligé de rentrer à Necker, en août 1870, pendant quinze jours, où on lui fait le même traitement que la première fois par les instillations, mais pas de dilatation.

Sorti guéri, il a continué à se sonder lui-même de temps en temps avec un n° 17.

En octobre 1870, il est repris de cystite et vient, tous les deux jours pendant trois semaines, se faire faire une instillation : il y a de nouveau guérison.

Depuis le mois de décembre 1872, il néglige de se souder, et le rétrécisement se reforme en mars 1872.

Le malade va parfaitement bien depuis quatre mois, ne pensant plus à sa maladie, il ne se sonde plus, quand, le 12 mars 1872, il veut passer le n° 17 et ne peut le faire, même en forçant. Le lendemain, rétention d'urine. Il faut remarquer que le malade n'éprouvait alors aucune gêne, aucune souffrance; il avait essayé de se sonder à ce moment par curiosité, pour savoir si son rétrécissement n'avait pas reparu. Il va trouver M. Guyon, qui lui conseille d'entrer à l'hôpital.

Le 16. Exploration.

L'explorateur 13 ne passe pas, le 11 passe facilement; le col n'a plus son ancienne sensibilité. La bongie 11 est introduite et immédiatement retirée.

Le 18. Les n°s 12, 13, 14 passent facilement.

Le 19. Les n°s 15 et 16 passent, mais ne séjournent pas.

Le 20. 16, 17 et 18 passent.

Le 22. Repos.

Le 23. 18 est encore serré.

Le 24. Idem : le malade le garde cinq minutes et souffre quelque temps pour uriner après ce cathétérisme.

Le 25. La vessie, susceptible, n'est pas très-pleine; mais, depuis ce matin, huit heures, le malade dit souffrir beaucoup et ne pouvoir uriner (spasme du canal); on explore la vessie avec une sonde.

On lui fera de nouveau des instillations.

Le 26. Deux heures après la visite, le malade a été obligé de nouveau de se sonder lui-même.

Rien de nouveau depuis hier matin.

On cherche à faire une instillation, mais l'explorateur ne passe pas.

Le 27. Le 15 passe bien. Il n'a pas été obligé de se sonder hier.

Le 28. Aujourd'hui, on passe le n° 17, qui est serré.

Le 29. On passe le 17. Douleurs de cystite. Instillation.

Le 30 mars. Encore quelques douleurs de cystite. Instillation.

1er avril. Névralgie susorbitaire.

Moins de douleurs en urinant. Instillation. 1 gramme de sulfate de quinine.

Le 2. Il urine bien maintenant et avec moins de douleurs.

Instillation de 20 gouttes. 1 gramme de sulfate de quinine.

Le 3 avril. Il a uriné trois fois cette nuit.

Avec ces rétrécissements rétractiles, les bougies à boule ne passent que lorsque la voie a été dilatée par les bougies coniques.

Douleurs moins vives.

Le 4. Instillation. Il va mieux. Instillation.

Le 5. Il va tout à fait bien. Instillation; on passe le n° 18.

Le 6. Le cathétérisme d'hier a un peu fatigué le malade. Ce matin, quelques nouveaux signes de cystite, un peu de spasme. Instillation de 25 gouttes. En passant la bougie, on sent un frottement analogue à celui d'un calcul; aucun autre signe. La sonde d'argent indique un col épais du côté droit. La vessie est épaisse, à colonnes; pas de corps étrangers.

Le 10. Il sort guéri de l'hôpital.

Le 12. Le malade se présente de nouveau un très-bon état. Ce matin, il s'est sondé avec un n° 17 qui entre très-bien. Il ne souffre plus du tout de sa cystite.

Le 15. Il va bien. Jet d'urine filiforme.

Le 22. S'étant sondé le matin du 19, il a été pris de légères douleurs de cystite qui ont duré de neuf heures à trois heures. Aujourd'hui il se trouve beaucoup mieux. Instillation.

Le 30. Il est de nouveau guéri et ne revient plus.

Dans l'observation XIII, il y a une amélioration rapide, qui ne persiste pas : mais il s'agit d'un malade qui a eu la pierre et de nombreuses coliques néphrétiques et chez lequel il y a certainement une altération des reins; de plus, on a trouvé chez lui, qu'on le remarque bien, un épaississement du col vésical assez prononcé; or, si on examine avec soin les cas de cystite du col traités par les instillations, on est frappé d'un fait, qui n'est pas absolu, mais que je ne puis m'empêcher de signaler : c'est que cette méthode réussit surtout dans les inflammations superficielles qui, selon toute probabilité, n'envahissent que la muqueuse ; quand la maladie est déjà ancienne et qu'on a lieu de supposer l'existence de lésions profondes, on n'obtient ordinairement qu'une amélioration qui peut n'être pas durable. N'est-ce pas pour cela que les instillations réussissent beaucoup mieux, ainsi qu'on le verra bientôt, dans la cystite aiguë du col que dans la cystite chronique?

Le malade de l'observation XIV semble aussi atteint d'une lésion rénale, et, depuis huit mois, éprouve de grandes difficultés à uriner la nuit; tant qu'il reste au dehors, les instillations sont mal supportées ; mais, dès qu'il se décide à entrer à Necker, il n'y a plus ni douleur ni fièvre, et, après la septième instillation (à partir du début du traitement), la miction devient de plus en plus facile ; enfin, six jours après son entrée à l'hôpital, il pisse sans aucun effort, et, quand il sort, son état est des plus satisfaisants.

Dans l'observation XV, la miction est très-fréquente et surtout pénible. Dans les premiers temps, l'amélioration est incertaine ; cependant elle s'affermit, et, en un mois environ, le malade se trouve débarrassé des douleurs qui le tourmentaient.

Le malade de l'observation XVI, malgré une hypochondie assez prononcée, se félicite lui-même à sa sortie d'un grand changement dans son état. Il me paraît surtout intéressant de rapprocher ce résultat de celui qu'avait produit le traitement institué antérieurement à l'hôpital de la Pitié : on y porte le diagnostic de catarrhe vésical, sans préciser le siége de l'inflammation, et, après avoir vainement employé la térébenthine, on fait des irrigations avec la sonde à double courant : cette manœuvre, ainsi que le cathétérisme, aggravent la maladie qui, plus tard, s'améliore sensiblement, comme on vient de le voir, quand on porte le nitrate d'argent sur la partie qu'il s'agit de modifier.

L'observation XVII est un exemple de cystite à récidives fréquentes : trois fois guéri par les instillations, le malade est pris de rétention d'urine et rentre à l'hôpital où, pendant la dilatation, la cystite apparaît de nouveau ; de nouveau aussi les instillations la font disparaître ; douze jours après, il n'y a ni douleur, ni difficulté à uriner.

Ainsi, les instillations au nitrate d'argent, si elles échouent parfois complétement contre la cystite chronique du col, peuvent l'améliorer et même le guérir. C'est à peu près ce que donne l'emploi du porte-caustique de Lallemand dans cette maladie ; cependant, en considérant les nombreux succès qu'il a remportés entre les mains de M. Tillaux, je serais peut-être tenté de lui donner la préférence, s'il ne méritait des reproches graves.

Le porte-caustique de Lallemand doit être assez volumineux pour pouvoir contenir une suffisante quantité de nitrate d'argent ; comme il est, de plus, rigide et peu courbe, il ne peut franchir une valvule ou un rétrécissement un peu étroit ; du reste, si la cautérisation n'est qu'un jeu pour un chirurgien exercé, qu'adviendra-t-il si ce dernier n'a pas l'habitude du cathétérisme ? Obligé d'enfoncer l'instrument à plusieurs reprises, il irritera le canal de l'urèthre et déterminera souvent un spasme qui mettra le comble à son embarras. Si alors il s'obstine à vouloir entrer, ne pourra-t-il pas produire des fausses routes, ou, du moins, des excoriations et un saignement abondant ?

Avec une bougie exploratrice en gomme élastique, au

contraire, on pénètre toujours plus facilement et avec moins d'inconvénients, parce qu'elle s'accommode à la direction du canal.

Je sais bien que, pour les cas où le cathétérisme est difficile, on pourrait se servir d'un porte-caustique à grande courbure ; mais, avec ce dernier, on ne peut faire tourner le stylet, et la cupule restant du côté de la convexité, on ne cautérise pas toute la surface du col.

Quant à la modification proposée par Leroy d'Etioles, et qui consiste à remplacer le stylet dans la portion courbe de l'instrument par quelque anneau d'une chaîne de Vaucanson, elle n'a pas, que je sache, été adoptée.

Les accidents que déterminent les instillations sont au moins aussi légers que ceux qui suivent l'emploi du porte-caustique, et l'on peut toujours, en dosant le médicament, éviter une cautérisation trop profonde. C'est sans doute pour cela que M. Guyon les a employées, à l'exclusion de tout autre procédé et, comme unique traitement, dans la cystite aiguë du col ; c'est le seul chirurgien qui ait, jusqu'à présent, essayé cette méthode ; il me reste à dire les résultats qu'il a obtenus. Mais auparavant je ferai remarquer que les instillations produisent d'excellents effets sur la névralgie du col vésical ; on pouvait le prévoir, en songeant aux nombreuses névralgies que M. Marotte a guéries par la cautérisation avee le nitrate d'argent (1).

Dans l'observation suivante, trois cautérisations pratiquées à l'aide du porte-caustique de Lallemand n'ont fait, d'après le malade, qu'exaspérer momentanément les symptômes de la cystite. On commence les instillations, et, en six jours, la miction devient beaucoup moins fréquente ; en

(1) Journal des connaissances médico-chirurgicales, 1851, page 568 et suivantes.

neuf jours, elle a lieu sans douleur ; le malade sort enfin guéri quelque temps après.

OBSERVATION XVIII.

Névralgie du col de la vessie ; instillations au nitrate d'argent, guérison.

Cantalice (Félix), âgé de 31 ans, jardinier, entre le 27 mai 1870 à l'hôpital Necker, salle Saint-Vincent, n. 22 (service de M. Guyon).

Il y a 7 mois et demi, à la suite d'une constipation, ce malade a vu son urine devenir un peu épaisse, et il a éprouvé de la douleur à l'hypogastre; il a souffert en urinant pendant quatre ou cinq jours; puis des bains l'ont soulagé.

Il a recommencé à souffrir il y a un mois environ, et a été à la consultation de l'hôpital Saint-Antoine, où l'on fit une cautérisation avec le crayon de nitrate d'argent porté jusqu'à la vessie à l'aide d'une sonde.

Trois fois on répèta l'opération à une semaine d'intervalle, et, à chaque fois, le malade pissa du sang pendant deux ou trois jours, en moindre quantité la dernière fois ; ces jours-là, il souffrait beaucoup plus en pissant, et pissait plus souvent et moins à la fois ; il avait aussi de fréquentes envies d'aller à la garde-robe.

Quand le malade est fatigué, il pisse encore difficilement.

30 mai. Avec un explorateur perforé n. 15, on fait, en arrière du ligament, une instillation au nitrate d'argent.

Le 31. On instille dix gouttes en avant du ligament et six en arrière.

1er juin. On instille douze gouttes en arrière du ligament.

Le 2. Instillation de dix gouttes.

Le 5. On continue les instillations.

Dans l'heure qui suit l'instillation, le malade pisse deux ou trois fois, puis, le reste de la journée, une fois par heure; la nuit, il ne pisse que deux ou trois fois.

A son entrée, il pissait de vingt à vingt-cinq fois dans la journée, et cinq ou six fois pendant la nuit.

Il lui reste encore une légère douleur au moment de la miction, et quelque temps après.

Le 7. Il souffre bien moins en urinant.

Le 9. Les mictions ne sont plus douloureuses.

On continue les instillations.

Le 23. On continue les instillations.

Le malade ne souffre plus. La miction n'est pas plus fréquente qu'à l'état normal.

Il sort guéri.

Sur les douze observations de cystite aiguë du col que je vais rapporter, et dont six ont été prises cette année même, les instillations ont deux fois amélioré notablement la maladie et l'ont guérie dix fois.

OBSERVATION XIX.

Cystite aiguë du col ; instillations au nitrate d'argent, amélioration marquée.

Étesse (François) a commencé dans les premiers jours de septembre à avoir des mictions fréquentes et douloureuses, surtout au commencement et à la fin. Pas de douleur dans l'intervalle des mictions.

Les urines ont été rouges dès le début, mais surtout en octobre.

Il a toujours continué à travailler jusqu'au 1er novembre, époque où il n'a pu trouver d'ouvrage.

Malgré ce repos involontaire, ses douleurs se sont aggravées, et, le 9 novembre, il vient a la consultation.

Il pisse environ quinze fois dans la journée et autant dans la nuit, ce qui implique de plus courts intervalles. La miction est douloureuse et l'urine laisse un dépôt que le malade compare à du sang pourri.

Dans l'intervalle des mictions, il reste un peu de douleur.

A partir de ce jour (9 novembre), des instillations de quelques gouttes d'une solution de nitrate d'argent au 50e sont portées sur le col vésical tous les deux jours. La première cause une vive douleur, les autres sont peu douloureuses.

Les mictions sont un peu plus fréquentes dans les heures qui suivent l'instillation.

Déjà le 18 novembre, l'amélioration est sensible. Le malade ne pisse plus que dix fois le jour et autant la nuit, et les mictions sont à peine douloureuses.

OBSERVATION XX.

Dilatation avec les cathéters Béniqué, cystite aiguë du col ; instillations au nitrate d'argent, grande amélioration.

Constant (Jean), âgé de 55 ans entre le 18 décembre 1871 à l'hôpital Necker, salle Saint-Vincent, n. 1 (service de M. Guyon).

Graviers, rétrécissement de l'urèthre, infiltration d'urine, fistules urinaires, deux uréthrotomies internes, uréthrotomie du méat le 13 mars 1872.

27 mars. Pendant qu'on fait la dilatation avec les cathéters Béniqué, il se déclare une cystite, qui va en augmentant jusqu'au 4 avril.

Quand on a passé un cathéter Béniqué, le malade urine souvent le soir (tous les trois quarts d'heure) et difficilement ; le canal est libre aujourd'hui, mais ses parois ne sont pas souples. — Il n'y a pas de corps étranger dans la vessie.

4 avril. On fait au malade une instillation de vingt gouttes de nitrate d'argent ; il sort sur sa demande et doit revenir tous les deux jours pour se faire faire une instillation.

Le 8. Un peu d'amélioration. Il n'urine plus qu'une fois par heure. Instillation.

Le 10. Diarrhée très-abondante la nuit, avec recrudescence des douleurs de cystite (miction tous les quarts d'heure).

Instillation de vingt gouttes.

Le 12. Sous l'influence des instillations, amélioration sensible.

Dans la journée d'hier, miction toutes les deux heures ; cette nuit, toutes les heures et demie. Le malade marche un peu, mais éprouve encore de la fatigue. Les fistules ne laissent plus passer d'urine.

Le 15. Le mieux continue.

Le 19. Le malade va de mieux en mieux, il peut marcher et va aussi bien que possible.

Il urine environ douze fois en vingt-quatre heures, sans douleur, excepté une légère douleur au col de la vessie à la fin de la miction. Instillation.

Le 25. L'amélioration persiste. — Instillation.

Le 6. L'explorateur 17 passe bien. Amélioration très-sensible.

Quelques mots d'abord sur ces deux premiers cas.

Dans l'observation XIX, les instillations au nitrate d'argent ont, en dix jours, amélioré sensiblement une cystite aiguë du col; mais, comme le malade n'est pas revenu après cette époque, son observation se trouve nécessairement incomplète.

Il n'en est pas de même de l'observation XX. Ici, les conditions sont défavorables, parce que le canal de l'urèthre est rigide et qu'il y a plusieurs fistules urinaires ; cependant, en huit jours de traitement, le malade se trouve beaucoup mieux, et ses fistules ne laissent plus passer d'urine : plus tard, cette amélioration s'accentue.

J'arrive aux dix cas de guérison. L'observation 20 prouve que les instillations au nitrate d'argent réussissent très-bien chez la femme ; en un mois de traitement Madame X.., se trouve complétement débarrassée des douleurs intolérables qui compromettaient gravement son état général.

OBSERVATION XXI.

Mme X..., âgée de 30 ans, vient à l'hôpital Necker à la consultation de M. Guyon.

Chloro-anémique et très-nerveuse, elle a, depuis plus de deux mois, de fréquentes envies d'uriner, et urine plus de trente fois dans les vingt-quatre heures ; à chaque miction, dont la fin surtout est douloureuse, elle est obligée de se plier en deux, et ce n'est qu'au prix de souffrances très-pénibles qu'elle parvient à rendre quelques gouttes d'urine.

Venue le lendemain matin, salle Sainte-Pauline, elle est examinée par M. Guyon avec une bougie exploratrice à boule ; le passage de cette dernière produit une douleur très-vive au niveau du col de la vessie, tandis que le corps de cet organe n'est nullement douloureux. Le cathétérisme ne provoque pas de saignement.

On lui fait des instillations de vingt, puis de trente gouttes de la solution de nitrate d'argent au centième.

Dès le début du traitement, il y a un mieux marqué ; la malade urine avec moins de douleur, et la fréquence des mictions diminue de jour en jour, les nuits sont meilleures.

Des toniques, qu'on conseille à la malade, améliorent son état général.

On passe à la solution de nitrate d'argent au cinquantième (de 15 à 20 gouttes), et on continue les instillations pendant quinze jours.

Elle va de mieux en mieux, et, au bout d'un mois de traitement, elle est complétement guérie.

Le Dr Watelet, ancien externe du service, a eu l'occasion de revoir cette dame quatre mois après : malgré de nombreuses fatigues, la guérison s'est maintenue.

OBSERVATION XXII.

Cystite aiguë du col, spasme dans la région périnéale ; instillations au nitrate d'argent, guérison.

Gratades (Antoine), âgé de 18 ans, serrurier, entré le 2 avril 1870 à l'hôpital Necker, salle Saint-Vincent, no 21 (service de M. Guyon).

Jamais de chaude-pisse ni d'autre maladie des voies urinaires.

Il y a deux mois, il s'aperçoit, pour la première fois, qu'il pisse plus souvent qu'à l'ordinaire et en plus petite quantité à la fois, du reste sans aucune douleur : la miction, qui se répète toutes les deux heures environ, se fait sans efforts et par jet. Cet état dure un mois ; puis, il y a quatre semaines, il commence, après chaque miction, à rendre quelques gouttes de sang : au moment où ce sang s'écoule, sensation de cuisson au méat, et le jet d'urine s'arrête, bien que le malade ressente encore un peu l'envie d'uriner.

Le 26 mars dernier, il va à la consultation de l'hôpital du Midi : M. Mauriac lui ordonne de la tisane de chiendent nitré, et lui recommande de porter un suspensoir et de prendre un bain tous les deux jours.

Il y retourne le 30 mars : la douleur avait cessé, mais il rendait encore du sang.

2 avril. Il entre salle Saint-Vincent.

Le 3. Le plus petit explorateur ne passe pas dans l'urèthre ; la bougie n° 12 passe, après être restée quelques instants en avant de l'obstacle qui correspond à la région périnéale.

Le 4. Le cathétérisme d'hier n'a pas modifié l'état de l'urèthre ; le spasme persiste.

Le 5. Les mictions se font toutes les deux heures ; les urines contiennent du mucus en petite quantité.

L'explorateur 15 passe.

Instillation de 6 gouttes de nitrate d'argent au cinquantième, en arrière du ligament, tous les matins.

L'explorateur ne ramène pas de sang.

Le 7. Le mucus que déposent les urines est plus flottant ; le malade dit rendre moins de sang, et le dépôt des urines est bien moins sanguinolent.

Instillation de 12 gouttes.

Le 10. Les urines sont complétement claires.

Le 11. Le malade urine toutes les trois ou quatre heures et ne rend plus de sang.

Instillation de 12 gouttes.

Le 14. Le malade est resté sans uriner de huit heures et demie à quatre heures du matin.

Le 18. Il sort complétement guéri.

OBSERVATION XXIII.

Rétrécissement périnéal, dilatation, cystite aiguë du col ; instillations au nitrate d'argent, guérison.

Lobet, âgé de 28 ans, entre le 19 août 1871 à l'hôpital Necker, salle Saint-Vincent, n° 5 (service de M. Guyon).

Ce malade pisse avec une grande difficulté depuis trois ou quatre mois.

21 août. On ne peut passer les explorateurs nos 17 et 18.

Rétrécissement périnéal ne laissant pas passer le no 7, saignant facilement, sans autre rétrécissement dans le parcours de l'urèthre.

Le no 6 franchit le canal très-facilement.

Le 22. Il garde le no 6 un quart d'heure.

Le 23. On passe le no 7.

Le 24. On passe le 7 et le 8.

Le 28. On passe le 13.

Le 29. Ce malade, que l'on traitait par la dilatation, a été pris hier de cystite du col, bien caractérisée. Il a comme des envies d'aller à la selle, puis il pisse goutte à goutte, avec douleur.

Le 30. Instillation de 15 gouttes de nitrate d'argent, ce matin : le malade n'éprouve aucune douleur après l'instillation ; il a de fréquentes envies d'uriner auxquelles il se soustrait par la volonté.

1er septembre. Les urines sont rouge-brique, ce matin, et laissent un dépôt phosphatique coloré en rouge par le sang.

Ce matin, instillation de 20 gouttes.

Le 2. Les urines sont moins sanglantes, et le dépôt phosphatique est moindre.

Instillation de 20 gouttes.

Le malade, qui avait envie d'uriner à chaque minute, n'a uriné que six fois dans la nuit et une fois depuis ce matin jusqu'à la visite.

Le 3. Le malade va bien. Les urines ne contiennent pas de sang ; il a uriné huit fois dans les vingt-quatre heures, de la journée du 2 à celle du 3.

Pas d'instillation ce matin.

Le 4. Ce matin, pas d'instillation. Pas de douleur. Les mictions sont de moins en moins fréquentes (deux fois de huit heures du matin à six heures du soir) ; douleur insignifiante à la fin : or, il y a sept jours, le malade était obligé de tenir les barreaux du lit en urinant.

Les urines sont très-claires et ne présentent aucun dépôt.

Le 7. Le malade va bien. Hier, les urines ne contenaient aucun dépôt; ce matin, petit dépôt muqueux.

Il sort le 10, guéri.

Le malade revient dans le service le 19. Son état est aussi satisfaisant qu'à son départ.

Dans l'observation XXII, où la cystite n'a pas de cause appréciable, les émollients ne réussissent qu'à faire cesser la douleur, et le lendemain de l'entrée du malade dans la salle Saint-Vincent, on constate l'existence d'un spasme dans la région périnale ; pendant son séjour à Necker, c'est-à-dire du 5 au 18 avril, on fait tous les matins une instillation au nitrate d'argent : en deux jours, il y a moins de sang et de mucus dans les urines qui, en cinq jours, deviennent complétement claires ; la miction est bientôt tout à fait normale et le malade sort complétement guéri.

L'observation XXIII confirme l'opinion que j'ai émise plus haut, que les instillations guérissent surtout rapidement les inflammations de la muqueuse ; n'est-ce pas le cas de ce malade, dont la cystite ne vient que de se déclarer à la suite de la dilatation quand on institue le traitement ? Et n'est-il pas rationnel d'expliquer ainsi sa guérison presque subite ? Les quatre observations qui suivent sont des cas de cystite aiguë blennorrhagique.

OBSERVATION XXIV.

Cystite aiguë du col blennorrhagique ; instillations au nitrate d'argent, guérison en huit jours ; uréthrite, catarrhe vésical, amélioration.

Charignon (Joseph), âgé de 21 ans, entre le 30 juin 1871 à l'hôpital Necker, salle Saint-Vincent, no 6 (service de M. Guyon).

1er juillet. Ce malade pisse du sang, depuis deux mois, à la fin de la miction, qui est surtout alors douloureuse. Il a eu une chaudepisse ; auparavant, jamais de douleur en urinant : cette chaude-pisse a duré un mois. Il pisse très-souvent. Jamais de fièvre. La vessie se vide. Les urines contiennent un dépôt de mucus sanglant.

L'explorateur no 18 passe assez difficilement et en causant d'horribles douleurs dans toute l'étendue du canal.

Le no 15, dans toute la traversée du pubis à la vessie, donne des douleurs ; la vessie, elle-même, est un peu douloureuse. La boule ramène du mucus. On fera le traitement par les instillations au nitrate d'argent. Bain.

Le 3. Urines chargées d'une grande quantité de sang. On commence aujourd'hui par instiller 10 gouttes (d'une solution de nitrate d'argent contenant 1 milligramme par goutte), dans la région profonde de l'urèthre. Hier, dans la journée, le malade a eu plus fréquemment envie d'uriner.

Le 4. La douleur survenue après l'instillation a duré une demi-heure. Le malade a uriné vingt-quatre fois dans les vingt-quatre heures, mais avec moins de douleur. Nouvelle instillation de 15 milligrammes.

Le 5. Le malade a pissé dix-huit fois; la douleur en urinant a beaucoup diminué. Le mucus contenait une assez grande quantité de sang : aujourd'hui, il n'y en a plus que quelques lignes dans le verre. Le passage de la sonde est toujours douloureux. Nouvelle instillation de 15 milligrammes.

Le 6. Le malade a uriné une douzaine de fois dans les vingt-quatre heures; pas de douleur pendant la miction. Plus de traces de sang dans les urines. Le dépôt phosphatique persiste. Le passage de la sonde est moins douloureux. Instillation de 15 milligrammes. La douleur dure environ trois minutes après l'instillation; le malade urine aussitôt avec un peu de douleur.

Le 7. Le mucus diminue de jour en jour; il devient granuleux : absence complète de sang au fond du verre.

Le malade a uriné douze fois dans les vingt-quatre heures. Il y a toujours de la sensibilité au passage de l'explorateur. Instillation de quinze gouttes. La douleur commence immédiatement après l'installation (hier elle n'avait commencé qu'au bout de 25 minutes) ; ce matin, elle est très-vive et arrache des cris au malade.

8 juillet. Il a pissé dix fois; il y a eu de la douleur seulement la première fois que l'urine est sortie après l'instillation. Nouvelle instillation de quinze gouttes.

Le 10. Les urines sont très-claires; le malade ne souffre pas. Instillation.

Le 11. Instillation de quinze gouttes.

Le 12. Pas d'instillation ce matin. Le malade n'urine que dix fois dans les vingt-quatre heures; pas de douleur.

En somme, cette cystite, suite de chaude-pisse, a été guérie en huit jours.

Le 13. Le malade est pris d'uréthrite. On ordonne du copahu et du cubèbe.

Le 14. Le fond du canal est toujours sensible. On instille dix gouttes de nitrate d'argent dans la partie profonde, six gouttes dans la partie antérieure de l'uréthre; l'instillation est douloureuse ce matin.

Le 15. La chemise est à peine tachée. L'écoulement a complétement disparu ce matin ; en pressant sur le gland, c'est à peine s'il sort une demi-goutte. Pas d'instillation.

Le 16. On instille deux gouttes dans la partie antérieure du canal.

Le 17. L'écoulement uréthral a reparu; instillation de six gouttes ce matin dans la partie antérieure.

Le 18. L'instillation est toujours douloureuse; l'écoulement est toujours le même.

Le 19. Même état. Instillation de six gouttes dans la partie antérieure ; mêmes douleurs.

Le 20. Ecoulement vert. Instillation de dix gouttes en arrière, six gouttes en avant. Les urines sont troubles et déposent.

Le 21. Le malade coule moins ce matin. Il urine toutes les deux ou trois heures. Les instillations dans la partie antérieure de l'urèthre sont très-douloureuses. Ce matin, instillation de six gouttes. Pas de garde-robe depuis huit jours. Lavement. Urines chargées de mucus.

Le 22. L'écoulement paraît à peine. Instillation en avant et en arrière.

Le 24. Pas d'instillation. Le malade est repris de fréquentes envies d'uriner avec douleur.

Le 25. Les urines laissent déposer au fond du verre une grande quantité de mucus vésical, mucus ressemblant assez à une fausse-membrane. Ecoulement abondant. Pas de sang dans les urines.

La chaude-pisse est donc revenue, et il y a du catarrhe vésical. Cubèbe 30 grammes (3 grammes par jour). De temps en temps, instillation au nitrate d'argent.

Le 29. Le malade garde du catarrhe vésical; les urines déposent encore, mais pas d'écoulement de sang.

Le 31. Toujours un peu d'écoulement et de dépôt des urines. On continue le cubèbe.

1er août. Ecoulement toujours abondant. Le malade pisse deux ou trois fois par jour; il y a encore du catarrhe.

Le 3. Urines très-claires. Elles sentent le cubèbe. L'écoulement est presque arrêté.

Le 4. Urines très-belles. Le 5. Idem.

Le 8. Le malade coule de nouveau, et il y a de nouveau du catarrhe.

Le 11. Le malade a de la fièvre, transpire beaucoup, souffre dans le bas-ventre. Les urines sont toujours troubles. Céphalalgie; quelques râles dans la poitrine. Bouillon. Quinine, 60 centigrammes. On cesse le cubèbe.

Le 12. Même état.

Le 13. Douleurs hypogastriques.

Le 15. Les urines sont devenues très-claires.

Le 19. Le malade sort sur sa demande ; il y a de l'amélioration, mais il coule toujours.

OBSERVATION XXV.

Cystite aiguë du col blennorrhagique ; instillations au nitrate d'argent, guérison.

Kahn entre le 11 juillet 1871 à l'hôpital Necker, salle Saint-Vincent, no 18 (service de M. Guyon).

Le malade, à la suite d'une blennorrhagie chronique, a été pris de douleurs en urinant et de fréquentes envies d'uriner, et cela depuis longtemps. Il y a deux ans, il a déjà été traité dans le service et guéri des mêmes souffrances par les instillations au nitrate d'argent.

Le 13. Instillation dans le fond de l'urèthre de dix gouttes de nitrate d'argent.

Le 14. Le malade a éprouvé moins de douleurs, et les urines contiennent moins de mucosités en forme de vermicelle.

Dès hier soir, il y a eu amélioration; auparavant, il ressentait au gland, à la fin de la miction, une douleur intolérable; hier soir, cette douleur n'existait plus.

Après l'instillation, un sentiment de cuisson a duré une demi-heure; en urinant, toute la journée, le malade a éprouvé un sentiment de cuisson à chaque miction.

Instillation de dix gouttes de nitrate d'argent.

Le 15. Il y a moins de douleur qu'à la première instillation. Les urines contiennent un peu de mucus. Instillation de dix gouttes.

Le 16. Pas d'instillation.

Le 17. Le malade ne s'est levé qu'une fois dans la nuit. Deux instillations de dix gouttes.

Le 19. Il y a du mucus dans les urines. Le malade va bien, urine bien moins souvent et trouve son état sensiblement amélioré. Instillation de dix gouttes. Il y a des érections.

Le 20. Un peu de mucus dans les urines. Bon état.

Le 21. Il continue à bien aller.

Le 23. Par erreur, l'instillation a été dans la vessie, et le malade, pendant deux jours, a éprouvé de vives douleurs et de fréquentes envies d'uriner.

Le 25. Le malade va mieux. Pas d'instillation ce matin.

Le 30. On conseille au malade de prendre quelques douches froides.

1er août. Instillation ce matin.

Le 2. Il va mieux en mieux.

Le malade sort guéri.

OBSERVATION XXVI.

Cystite aiguë du col blennorrhagique; instillations au nitrate d'argent, guérison.

Verdeil, âgé de 34 ans, entré le 19 avril 1872, à l'hôpital Necker, salle Saint-Vincent, numéro 2 (service de M. Guyon).

Ce malade a eu jadis 4 ou 5 chaudes-pisses, il y a deux ans.

En juillet 1871, il a déjà été dans le service pour une cystite du col, dont il a été guéri en un mois environ par les instillations du nitrate d'argent : à sa sortie, il ne lui restait qu'une légère sensibilité dans le canal et presque plus de douleur en urinant.

Au bout de six mois, il est venu se faire faire, tous les deux jours, cinq instillations, qui ont triomphé d'une légère récidive.

Il estencore revenu au mois d'octobre (4 ou 5 instillations, guérison).

Il y a un mois à peu près que les douleurs sont revenues peu à peu, surtout dans le bas-ventre, où la pression les exaspère; les irradiations du côté de l'anus sont moins vives que les autres fois. Il pisse plus souvent le jour que la nuit.

Exploration le 19 avril. L'explorateur nº 18 franchit le canal, qui se contracte et est sensible; pas de rétrécissement, col sensible.

22 avril. Instillation.

Le 23. Idem.

Le 24. Idem.

Le 25. Idem.

Pas de douleur au moment de l'instillation; mais quelques minutes après, douleurs en urinant plus vives, miction plus fréquente; ces symptômes se dissipent peu à peu.

Depuis qu'on lui fait des instillations, la miction est aussi fréquente, mais moins douloureuse, et la douleur de bas-ventre a presque disparu. Le dépôt des urines, qui occupait le tiers du verre, est maintenant très-léger.

Le 26. Idem.

Le 29. Douleurs hypogastriques.

Le 30. Instillation de vingt gouttes.

1er mai. Bain.

Le 4. Instillation.

Le 6. Amélioration.

Le 9. Instillation. Hier, le malade se trouvant un peu fatigué, pas d'instillation.

Le 11. Instillation. On en fait une ce matin. Il sort guéri.

OBSERVATION XXVII.

Rétrécissement du canal de l'urèthre laissant passer l'explorateur nº 6, cystite aiguë du col blennorrhagique ; instillations au nitrate d'argent, guérison.

Mandaroun (Louis), âgé de 35 ans, entre le 22 mars 1872 à l'hôpital Necker, salle Saint-Vincent, numéro 3 (service de M. Guyon).

En 1859, une chaude-pisse, qui n'a jamais cessé de couler; depuis lors, 2 chaudes-pisses greffées sur la première.

Depuis six mois, il a cru avoir attrapé une nouvelle chaude-pisse : il a commencé à uriner avec douleur et très-souvent ; il avait envie d'uriner et ne pouvait le faire qu'avec de grands efforts et après un certain temps ; jamais d'hématurie, jet petit, se séparant quelquefois en deux. Le malade a suivi toutes sortes de traitements (Péchenet, Chables, etc.). L'urine dépose des mucosités; quand il marche, il souffre, dit-il, des reins et du canal de l'urèthre ; il ajoute qu'il souffre à la racine de la verge, même à la pression. Exploration le 22 mars.

L'explorateur à boule métallique 18 s'arrête au niveau du bulbe ; le n° 15 s'arrête au même endroit, probablement par spasme : car le 16 a passé hier soir. Un peu de sang ; la sonde 15 passe avec douleur au bulbe, il vient des mucosités, striées de sang, qui indiquent une cystite. La vessie se vide complétement.

23 mars. Même état. 1re instillation (avec le numéro 16) de 15 gouttes de nitrate d'argent. Il a uriné une vingtaine de fois le jour et 5 ou 6 fois la nuit.

Le 25. Miction moins fréquente, moins douloureuse ; il urine davantage à la fois ; pas de dépôt dans les urines, il a uriné cette nuit deux fois au lieu de dix.

Le 26. Il a uriné cette nuit 3 fois avec douleur. Instillation de 20 gouttes.

Le 27. Il a uriné cette nuit 3 fois avec moins de douleur qu'hier. Instillation.

Le 28. Il a uriné 4 fois cette nuit sans trop de souffrances.

Le 29. Instillation.

Le 30. Il souffre moins en urinant, mais il souffre encore ; il n'a uriné que 3 fois cette nuit. Instillation dé 25 gouttes.

1er avril. Il a beaucoup souffert hier, et a uriné 4 fois cette nuit. Instillation de 25 gouttes.

Le 2. Il souffre moins. 25 gouttes d'instillation.

Le 3. Il souffre un peu à la fin de la miction. Pas d'instillation.

Le 4. Il a beaucoup souffert hier, et a uriné plus fréquemment, n'ayant pas eu d'instillation ; aujourd'hui, la bougie 15 passe bien, le 16 passe également, et on fait une instillation.

Le 5. Il a moins uriné cette nuit ; mais douleur dans le bas-ventre s'il se lève, et douleurs après la miction. Instillation.

Le 6. Douleurs moins vives, 2 mictions par nuit. On passe le n° 17. Instillation de 25 gouttes.

Le 8. On passe le 18. Instillation.

Le 9. Il a rendu 3 ou 4 fois quelques gouttes de sang en urinant, hier dans la journée, après l'instillation faite le matin ; aujourd'hui, repos.

Le 10. Douleurs moins vives dans le bas-ventre après la miction ; cette nuit, il a uriné 2 fois ; on passe le 18 assez aisément ; instillation.

Le 11. Le numéro 18 passe bien, 3 mictions cette nuit ; douleur moins aiguë.

Le 12. On passe le 19, il va de mieux en mieux. Instillation.

Le 13. On passe le 20, il urine aisément et plus rarement ; instillation.

Le 15. On passe le 20, il souffre encore un peu en urinant (2 fois par nuit).

Le 16. Instillation ; on passe le 20.

Le 17. Il va bien; instillation.

Le 18. Il a un peu souffert cette nuit; il sort cependant, sur sa demande, à peu près guéri.

Le 22. Il revient pour se faire donner une instillation: l'amélioration persiste.

Le 24. Il n'urine pas souvent, mais éprouve un peu de douleurs dans les reins, le bas-ventre et la verge ; instillation de 25 gouttes. Il viendra tous les jours.

Le 25. On remarque un testicule atrophié. Instillation.

Le 26. Mieux sensible hier.

Le 29. Il a beaucoup souffert le 28, de 7 heures à 9 heures du matin. A 9 heures, il est venu à l'hôpital et a été soulagé par une instillation; ce matin, amélioration.

Le 30. Encore des douleurs hier. Instillation avec le numéro 21.

1er mai. Miction fréquente (toutes les dix minutes); on ne passera plus de bougie. Instillation.

Le 5. Depuis le 1er mai, le malade est venu tous les jours et on lui a fait une instillation. Depuis ce moment, il se trouve beaucoup mieux. Il ne pisse guère plus souvent qu'à l'état normal (2 fois la nuit); douleurs de bas-ventre et de reins en dehors de la miction. Donc, bon état depuis deux jours ; quand il n'a pas d'installation, il se trouve moins bien.

Le 6. Amélioration sensible par les instillations.

Le 8. Le bon état se continue.

Le 9. Il s'est fatigué un peu hier : d'où des douleurs, qui sont calmées ce matin.

Le 11. Douleurs hypogastriques reveillées depuis deux jours par la fatigue ; instillation.

Le 13. Amélioration ; instillation. Toujours un peu de douleur au-dessous du pubis, s'irradiant vers les reins. Il souffre un peu pendant une heure après l'instillation; le reste du temps, il n'y a qu'une petite douleur sourde à la fin de la miction, qui n'a pas lieu plus souvent qu'à l'état normal.

Le 16. Il se plaint toujours un peu des reins; mais, à part cette sensation, plus aucune douleur, même pendant et après l'instillation. Nombre des mictions normal. Le malade se trouve guéri de sa cystite. On lui conseille de prendre des douches froides pour ses douleurs de reins.

Dans l'observation XXIV, les instillations au nitrate d'argent guérissent la maladie en huit jours, plus de douleurs, defréquence de la miction, de dépôt des urines. Le malade est pris d'uréthrite, et le même traitement la fait disparaître presque complétement. Mais il se déclare du catarrhe vésical : dès lors, on n'obtient plus que de l'amélioration avec les instillations au nitrate d'argent, aussi bien qu'avec les balsamiques.

Le malade de l'observation XXV, qui a été déjà, à Necker, guéri de la même maladie par les instillations, se trouve soulagé dès le début, et ne se ressent plus de sa cystite au bout d'une quinzaine de jours de traitement.

L'observation XXXVI présente à peu près les mêmes particuliarités.

Dans l'observation XXVII, les instillations ont plus de peine à triompher d'une cystite déjà ancienne, accompagnée d'un rétrécissement et sans doute d'une lésion rénale. Et pourtant, jamais peut-être leurs bons effets n'ont été plus évidents : dès qu'on les suspend, l'amélioration semble compromise ; en somme, en vingt-quatre jours, elles permettent de faire la dilatation jusqu'au n° 20, et le malade peut aller reprendre un travail très-fatigant. Comme il vient tous les matins à l'hôpital, on constate encore la même lutte entre le traitement et les symptômes si pénibles de la maladie ; ces derniers cèdent enfin complétement ; les douleurs de reins seules persistent.

Il me reste à citer trois cas de cystite hémorrhagique, dont les deux derniers semblent survenus en dehors de toute blennorrhagie. C'est peut-être la variété où les instillations au nitrate d'argent réussissent le mieux.

OBSERVATION XXVIII.

Cystite aiguë du col hémorrhagique ; un peu de rétrécissement dans la portion pénienne ; instillations au nitrate d'argent, guérison.

Gautier, âgé de 29 ans, entre le 17 mars 1872 à l'hôpital Necker, salle Saint-Vincent, n° 12 (service de M. Guyon).

18 mars. Ce malade a eu deux chaudes-pisses, qu'il a traitées par des pilules de Santal. Début de la maladie le 1er février. Canal libre : l'interne passe le n° 18. Cette exploration est suivie d'envies d'uriner fréquentes, une fois par heure, au lieu qu'il n'urinait qu'une fois par nuit. Un peu de rétrécissement à la racine de la verge, qui saigne très-facilement. Instillation au nitrate d'argent de 20 gouttes.

Le 20. Miction fréquente, de moins en moins douloureuse. Le liséré hémorrhagique n'est plus que de 2 millimètres, au lieu d'un centimètre comme à l'entrée. Instillation de 20 gouttes.

Le 21. Un peu plus de dépôt qu'hier, mais à peine strié de sang. Moins de douleurs encore qu'hier; fréquence de la miction aussi grande. 25 gouttes.

Le 22. Miction moins douloureuse, mais aussi fréquente. Peu de dépôt ; pas de sang dans le dépôt ce matin ; hier, il y en avait un peu. Instillation ce matin et ce soir.

Le 23. Le malade souffre de moins en moins ; il urine toutes les quarante-cinq minutes. On a fait les instillations hier. Pas de sang dans le dépôt.

Le 25. 25 gouttes d'instillation. Le canal est moins saignant. Pas de douleur. Fréquence aussi grande de la miction. Dépôt purulent. Le soir deux instillations.

Le 26. 25 gouttes. Les douleurs ont disparu. Le malade urine toutes les heures.

Le 27. Il urine toutes les deux heures, et il y a encore un peu de douleur. Instillation de 20 gouttes.

Le 28. Il urine toutes les deux heures; la douleur a presque disparu. Instillation de 25 gouttes.

Le 29. Instillation de 25 gouttes.

Le 30. Le dépôt a disparu ; pas de douleur. Il a uriné trois fois en quatorze heures.

1er avril. Douleur dans le canal après l'instillation ; il a uriné trois fois la nuit. Instillation de 25 gouttes.

Le 2. Pas de douleur ; il a uriné trois fois en quatorze heures. Toujours un peu de dépôt dans les urines. Instillation.

Le 3. Instillation. Il va bien.

Le 4. Instillation. Il continue à aller bien. Il sort guéri.

Le 13. Le malade se présente pour se faire faire une instillation. L'amélioration a continué. Il ne se lève pas la nuit pour uriner. Les douleurs ont à peu près disparu.

Le 19. Il va toujours aussi bien ; depuis deux ou trois jours il pisse parfaitement bien, et ne se lève plus la nuit pour uriner ; il souffre à peine en urinant. Dans la journée, il urine toutes les deux ou trois heures.

Le 24. Il va parfaitement bien. Instillation.

Le 26. Le malade, étant guéri, ne reviendra plus.

OBSERVATION XXIX.

Cystite aiguë du col hémorrhagique ; instillations au nitrate d'argent, guérison.

Peyrot (Louis), âgé de 19 ans, entré le 15 janvier 1872 à l'hôpital Necker, salle Saint-Vincent, n° 4 (service de M. Guyon). Ce malade n'a jamais eu d'écoulement. Il y a deux ans, une seule fois, il a uriné un demi-vase de nuit de sang sans douleur; en deux heures, cette hématurie était arrêtée par des applications de glace. Depuis, picotements au méat urinaire; il marche et travaille sans souffrir; urines non sanguinolentes; région des reins non douloureuse. Bronchite depuis six semaines; rien aux sommets; bonne santé habituelle.

Le samedi, 6 janvier 1872, vers les six heures du soir, envie d'uriner avec picotements, miction; dix minutes après, nouvelle envie d'uriner avec picotements et douleurs, nouvelle miction, et urine épaisse. Toute la soirée et la nuit, il fut obligé d'uriner toutes les dix minutes, et ces envies ne cessèrent que le dimanche dans la journée; la douleur persista. Depuis lors, la douleur pendant le jour est supportable; il urine toutes les demi-heures environ, nuit et jour, et rend à la fin quelques gouttes de sang avec douleur. Pas de sommeil et beaucoup de souffrances la nuit. Du reste, pas d'autre modification de l'état général. Le malade dit ne pas connaître la cause de sa maladie; il n'a jamais eu le moindre écoulement, quoiqu'il s'y soit exposé. L'urine, épaisse, laisse déposer une couche de mucus grisâtre, striée de sang; tache de sang sur la chemise. La nuit, il dit que la douleur lui donne la fièvre.

Le 16. Aujourd'hui, instillation de 15 gouttes d'une solution de nitrate d'argent au 50e, avec l'explorateur n° 18 ; douleur à la fin de la portion spongieuse, à l'entrée de la portion membraneuse.

Le 17. Il a souffert plus que d'habitude, la journée et surtout la nuit. Toujours le même mucus dans les urines; appétit, pas de sommeil. Il a uriné continuellement. Instillation de 20 gouttes ce matin. On en fera une autre ce soir. Lavement à la graine de lin. Le malade souffre plus au lit que debout; pas de fièvre.

Le 18. Après l'instillation du matin, soulagement, miction moins fréquente dans la journée (de trois quarts d'heure en trois quarts d'heure). Il a dormi un peu le matin; le soir, les douleurs revenaient: nouvelle instillation de 15 gouttes de nitrate d'argent. Nuit moins bonne; douleur dans le fondement et le bout de la verge. Miction fréquente, insomnie; pas de sang dans les urines, mais cristaux de phosphate ammoniaco-magnésien et muco-pus.

Ce matin, pas de fièvre. Langue encore sale. Nouvelle instillation de 20 gouttes.

Le 19. Pas de fièvre hier dans la journée. Le sang a disparu de l'urine. Le malade a voulu se lever hier et descendre au jardin; mais la douleur dans le bout de la verge l'a forcé à remonter. Il a uriné encore aussi souvent hier. Le soir, nouvelle instillation de 20 gouttes. La nuit n'a pas été très-bonne : quatre heures de sommeil et miction fréquente. Ce matin, instillation de 20 gouttes : la portion membraneuse est moins sensible; après l'instillation, il sort un peu de mucus.

Le 20. Hier, toute la journée, miction fréquente, non sanguinolente. Vers une heure de l'après-midi, point de côté au niveau des dernières fausses côtes en avant : il disparaît après une garde-robe. Nuit meilleure. Miction toujours douloureuse au méat. Quelques gouttes de sang sur la chemise depuis hier soir. Urine trouble.

Ce matin, introduction de l'explorateur moins douloureuse (on injecte 25 gouttes de nitrate d'argent). Pression au niveau des reins non douloureuse. Lavement simple.

Le 21. Hier, la journée a été bonne. Miction de demi-heure en demi-heure. La nuit, le malade a uriné six fois; il a dormi.

Ce matin, vers sept heures, il a uriné du sang assez abondamment, mais avec moins de douleur. Hier soir, instillation de 25 gouttes. Pas de fièvre hier, ni ce matin. Nouvelle instillation de 25 gouttes ce matin.

Le 22. La journée d'hier a été bonne, ainsi que la nuit. Miction tous les trois quarts d'heure le jour, six fois seulement la nuit, mais alors douleurs plus vives. Pas de sang, mais toujours du mucus dans les urines. Nouvelle instillation de 25 gouttes; hier soir, même instillation; ce soir, idem.

Le 23. Il a uriné encore tous les trois quarts d'heure le jour, trois ou quatre fois la nuit; pas de sang, mais du mucus dans les urines. Urèthre non sensible. Bonne nuit. Pas de fièvre. Instillation de 25 gouttes; même instillation, ce soir.

Le 24. Il urine moins souvent; encore un peu de sang à la surface des urines, mais moins de mucus. Pas de fièvre. Instillation de 25 gouttes; urèthre insensible.

Le 25. Pas d'instillation hier soir. Douleurs, envie d'uriner de dix en dix minutes. Urèthre un peu sensible. Instillation de 25 gouttes.

Le 26. Hier, dans la journée, douleur. Miction moins fréquente. Nuit bonne.

Dépôt de l'urine aussi abondant, mais non sanguinolent. Instillation hier soir et ce matin de 25 gouttes; canal peu sensible.

Le 27 et le 28. Journée et nuit bonnes. On continue à instiller 25 gouttes matin et soir.

Le 29. Le malade urine bien toutes les deux heures environ; la nuit, il urine deux ou trois fois seulement. Pas de sang; continuer les instillations.

Le 30. Les urines tendent à devenir normales; encore un dépôt floconneux peu abondant. Il a uriné deux fois cette nuit et une fois très-abondamment, sans douleur. Donc guérison en moins de quinze jours par les instillations au nitrate d'argent seulement. 20 gouttes ce matin.

Le 31. Le mieux continue. Urine de plus en plus claire; pas de sang. Il souffre surtout quand il se lève; il n'urine plus dans la journée que toutes les deux heures, et la nuit deux ou trois fois, et il urine de suite abondamment. Une seule instillation ce soir.

1er février. Bonne journée hier; de six heures du soir à six du matin, il n'a pas uriné. Pas d'instillation aujourd'hui.

Le 2. Il a uriné une seule fois, la nuit. Miction régulière toutes les trois ou quatre heures le jour. Bon état.

Le 3. Les urines sont claires. Tout va bien.

Le 4. Hier, il a recommencé à souffrir vers deux heures, et a dû uriner toutes les cinq minutes. Les urines recommencent à déposer. Instillation de 20 gouttes vers 6 heures 1/2; soulagement vers neuf heures; depuis ce moment jusqu'à ce matin, pas d'envie d'uriner. Les urines d'hier soir contiennent un dépot muco-purulent stratifié (pus, sang, et pus de nouveau); urines opaques. Ce matin, le malade souffre beaucoup en urinant. Nouvelle instillation.

Le 5. Hier, il a uriné debout tous les quarts-d'heure; la nuit, une seule fois. A la fin de la miction, douleur, non plus à l'extremité de la verge, mais au col de la vessie. Les urines déposent toujours autant. Instillation de 20 gouttes.

Le 6. Hier, quand il était debout, il urinait de cinq en cinq minutes. Cette nuit, il a uriné deux ou trois fois. Mêmes douleurs qu'hier. Instillation. Pas d'instillation le soir; cas elles ne procurent pas de soulagement.

Le 7. Toujours les mêmes douleurs à la racine de la verge. Couché, il urine dans le jour toutes les demi-heures; la nuit, 2 fois seulement, et alors très-abondammeut. Parfois quelques picotements vers l'anus. On ne fait pas d'instillation au nitrate d'argent; elles ne servent plus à rien.

Le 8. Il va mieux, souffre moins en urinant, mais ne peut toujours se lever sans être pris immédiatement d'envie d'uriner. Dépôt de pus dans l'urine.

Le 10. L'examen avec la sonde à robinet montre qu'il n'y a pas de calcul. Hier, état plutôt meilleur; dans la nuit, douleurs symptomatiques de la cystite comme la semaine dernière. Vers six heures du matin, il pisse à toute minute. Ce matin, un bain le soulage un peu. On recommence les instillations.

Le 12. Il n'a uriné qu'une fois cette nuit. Moins de douleur; urine plus claire. Instillation de 20 gouttes.

Le 13. Il urine une fois la nuit et deux fois le jour avec peu de douleur. Instillation de 20 gouttes.

Le 14. Il souffre moins. On se borne à faire des instillations tous les deux jours. Le malade n'a uriné qu'une fois ce matin.

Le 15. Pas de douleurs, sauf un peu vers l'anus. Nombre des mictions normal. On passe très-facilement l'explorateur 19, et on injecte 20 gouttes.

Le 17. Urines de plus en plus claires avec un peu de dépôt muqueux. On continue une instillation de 20 gouttes tous les deux jours. Il va bien maintenant.

Le 19. Amélioration. On attendra à demain pour faire l'instillation.

Le 20. Urines très-claires; pas de souffrances. Le malade pisse trois fois par jour. Instillation.

Le 22. Urines claires. Il sort guéri.

26 fév. Le 24, après avoir fait une course un peu longue, il a été repris des douleurs de cystite qu'il avait déjà éprouvées en urinant: il urine à peu près toutes les heures le jour, et trois fois dans la nuit. L'urine contient de nouveau un peu de sang. Il rentre à l'hôpital. Instillation au nitrate d'argent ce matin. Une autre ce soir.

Le 27. Moins de douleurs hier. Instillation de 20 gouttes. Une autre le soir.

Le 28. Il souffre moins depuis hier, et n'a uriné qu'une fois. Instillation.

Le 29. Il va de mieux en mieux. Il souffre cependant encore un peu en urinant.

Le 1er mars. L'amélioration continuant, instillation tous les deux jours.

Le 2. Bon état. Instillation de 20 gouttes.

Le 4. Pas de fatigue ni de douleur. Instillation.

Le 6. L'amélioration continue. Il est sorti hier et n'a pas éprouvé de fatigue. Instillation.

Le 9. Le malade va de mieux en mieux et peut marcher aisément. Il reste une nuit entière sans uriner. Instillation. Il sort guéri et doit revenir tous les deux jours.

Le 11. Le malade est revenu ce matin. Il a marché beaucoup hier et était fatigué le soir. D'ailleurs aucun accident du côté de la vessie. Par précaution, on lui fait cependant une instillation.

Le 15. e malade va bien. Il a repris ses occupations, sans accident.

OBSERVATION XXX.

Cystite aiguë du col hémorrhagique; instillations au nitrate d'argent, guérison.

Mecker (Émile), âgé de 23 ans, entre le 19 mai 1872 à l'hôpital Necker, salle Saint-Vincent, n° 2 (service de M. Guyon).

Il dit n'avoir jamais eu de chaudepisse, mais seulement, vers le 25 avril, un échauffement qui dura deux jours; huit jours après sa disparition, le malade s'est mis à pisser du sang pur à la fin de la miction (60 ou 70 gouttes environ), avec douleur dans le bout de la verge. Il urinait alors toutes les demi-heures, et chaque fois il rendait la même quantité de sang à peu près, et seulement à la fin de la miction. Autrement l'urine était assez claire.

A l'hôpital du Midi, on lui ordonne des bains et de la tisane de graine de lin.

Il reste une semaine à travailler, rendant toujours du sang, et, le 7 mai, des douleurs lombaires le mettant dans l'impossibilité de travailler, il rentre à l'hôpital Necker. M. Delpech ordonne du bromure de potassium, des cataplasmes laudanisés, des lavements et de la tisane d'orge, puis de la teinture de Bestuchef. Le sang diminue, mais les douleurs étant aussi vives, M. Delpech le fait passer aux voies urinaires. Exploration le 20 mai. Peu de sensibilité au passage de l'explorateur n_o 21. Pas de traitement jusqu'à demain.

Le 21. L'urine offre un dépôt très-épais et assez abondant. Quelques gouttes de sang.

Le 22. Dépôt moins abondant qu'hier. Instillation de 15 gouttes de nitrate d'argent avec l'explorateur 18. Souffrances vives, miction fréquente.

Le 23. Instillation de 20 gouttes. Mêmes souffrances.

Le 24. Toujours autant de dépôt dans l'urine. Instillation.

Le 27. Il pisse moins souvent. Beaucoup moins de dépôt. Amélioration.

Le 28. Au lieu de pisser tous les quarts d'heure, le malade ne pisse plus que toutes les quatre heures le jour ; cette nuit, il est resté six heures sans uriner. La fin de la miction est seulement un peu sensible, tandis qu'auparavant il souffrait tellement qu'il n'urinait qu'avec hésitation. De plus, il rendait chaque fois plusieurs gouttes de sang et le dépôt des urines remplissait le tiers du verre : aujourd'hui les urines n'offrent plus de traces de sang ni de mucus et sont parfaitement claires. Il sort guéri.

Dans l'observation XXVIII, en quatre jours, les instillations font disparaître l'hémorrhagie, et, en quinze jours, la guérison est complète.

Mais je veux surtout appeler l'attention sur l'observation XXIX, où l'hémorrhagie est plus accusée ; après quelques oscillations, la maladie cède au traitement en moins de quinze jours; bientôt elle récidive, et même guérison à peu près dans le même temps. Des fatigues la rappellent encore; cette fois, quelques instillations en triomphent; le malade peut faire de longues courses et reprendre ses occupations sans aucun inconvénient.

Dans l'observation XXX, on voit les instillations guérir ensix jours une cystite hémorrhagique qui a résisté à toutes sortes de traitements. Comme à l'ordinaire, la miction cesse bientôt d'être fréquente et douloureuse, et les urines deviennent parfaitement claires.

J'ai essayé de prouver que les instillations au nitrate d'argent réussissent d'autant mieux que l'inflammation est plus superficielle; elles produisent aussi, je crois, des effets beaucoup moins heureux sur la cystite généralisée que sur celle qui est limitée au col de la vessie. Je citerai à l'appui de cette opinion une dernière observation : elle porte sur un malade qui est encore dans la salle Saint-Vincent, et qui n'a commencé qu'au bout de quinze jours à accuser une légère amélioration.

OBSERVATION XXXI

Cystite aiguë du col et du corps ; rétrécissement ne laissant passer que l'explorateur n° 13.

Raymond, âgé de 36 ans, entre le 15 mai 1872 à l'hôpital Necker, salle Saint Vincent, n° 12, (service de M. Guyon).

Il y a quatre mois que ce malade a de la dysurie et souffre à la fin de la miction vers le bout de la verge; il rend quelquefois du mucus et du sang qui colore les dernières gouttes d'urine ; le jet ne s'arrête pas brusquement.

La marche, les secousses et toute fatigue provoquent de la douleur au bout de la verge et au niveau du bas-ventre. Jamais de rétention ; il ne peut retenir ses urines, il doit satisfaire le besoin d'uriner dès qu'il le ressent; quelque temps après avoir fini de pisser, il se sent mouillé de nouveau. La santé générale a toujours été bonne ; il a continué à travailler jusqu'au 1er mai. Depuis un mois, il s'est fait soigner et à pris cent capsules d'essence de térébenthine, du camphre et de l'eau de goudron. Pas d'amélioration.

15. Exploration. L'explorateur 19 franchit le méat avec quelque difficulté et s'arrête au bulbe; le n. 13 franchit tout le canál; le fond de l'urèthre et la vessie sont très-sensibles; la vessie, très-contractile, chasse l'instrument.

Le 16. Instillation au nitrate d'argent avec l'explorateur à boule la plus petite.

Le 17. Introduction de la bougie no 13 déjà moins sensible. La miction n'a plus lieu que deux fois par heure, au lieu de quatre; les douleurs sont moins vivesqu'au moment de son entrée à l'hôpital. Instillation de quinze gouttes.

Le 18. Il urine deux fois par heure. Le n. 13 entre facilement et sans douleur. Instillation de quinze milligrammes de nitrate d'argent.

Le 20. On n'a pas passé la bougie, et on n'a pas non plus fait l'instillation hier. Il se plaint de souffrir davantage. Instillation.

Le 21. Il a souffert autant hier qu'avant hier. Vingt gouttes d'instillation.

Le 22. Il a uriné hier plus souvent. On passe le n. 14. Instillation de vingt gouttes; instillation aussi le soir.

Le 23. Il urine toutes les demi-heures; les urines sont claires. On passe le n° 16 presque sans douleur. Instillation. Comme après l'instillation du matin, il y a une cuisson qui dure toute la journée, on ne lui fera pas d'instillation le soir.

Le 25. Peu d'amélioration. Hier il a souffert pendant la journée et une partie de la nuit.

Le 27. Instillation au nitrate d'argent avec une solution plus forte (au 20e).

Le 28. Instillation avec la solution au 20e, 8 gouttes dans le col, 8 gouttes dans la vessie. Etat stationnaire.

Le 30. Urines troubles. Miction toujours aussi fréquente et aussi douloureuse. Hier, les urines étaient colorées en rouge. Même instillation que le 28.

Le 31. Il a uriné un peu moins souvent et avec moins de souffrances, surtout la nuit. Pas d'instillation ce matin; on ne lui en fera que tous les deux jours.

CONCLUSION.

J'ai cherché, dans le cours de ce travail, à établir plusieurs faits que je dois résumer ici.

Dans la cystite, l'inflammation, surtout quand elle est aiguë, est souvent limitée au col, ou, du moins, y prédomine, et on peut le reconnaître cliniquement.

Le traitement ordinaire de la cystite du col donne de moins bons résultats que l'emploi du nitrate d'argent. Ce dernier, qui peut améliorer l'inflammation du corps de la vessie, réussit beaucoup mieux dans l'uréthrite chronique profonde, et surtout dans la cystite du col, à condition qu'on le porte, avec un instrument convenable, à l'endroit même qu'il doit modifier.

Dans la cystite chronique du col, la méthode des instillations, telle que M. Guyon l'a instituée avec son appareil, produit à peu près les mêmes effets que le porte-caustique de Lallemand ; mais elle lui est préférable, parce qu'elle est encore plus facile à pratiquer et n'expose à aucnn accident

C'est surtout dans la cystite aiguë du col que, employée seule, elle rend des services signalés. Sur douze malades dont j'ai rapporté les observations, il y en a eu deux d'améliorés sensiblement et dix de guéris. Or, cinq de ces derniers se sont succédé tout récemment à la salle Saint-Vincent.

Il m'a toujours paru que les instillations donnent les succès les plus heureux dans les cas d'inflammation superficielle et limitée au col de la vessie.

INDEX BIBLIOGRAPHIQUE

Annales de la médecine physiologique, juin, 1864.

Archives médicales belges, février 1869.

Bulletin de thérapeutique, décembre 1868.

Bell (Ch.) On Diseases of the urethra, 3e édition.

Bulletin général de thérapeutique médicale et chirurgicale, vol. LXXIII, 1867.

Comptes-rendus de la Société de chirurgie, séance du 6 août, 1867.

Civiale, Traité pratique sur les maladies des organes génito-urinaires, t. III.

Dolbeau, Leçon clinique professée à l'Hôtel-Dieu, 1866.

Désormeaux, De l'endoscope et de ses applications au diagnostic et au traitement des affections de l'urèthre et de la vessie, Paris, 1865.

Debeney, Observations d'application de la méthode des injections caustiques au traitement de l'irritation chronique de la vessie. — *Journal de médecine et de chirurgie pratiques*, 1845.

Demarquay, Union médicale, n. 118.

Fournier, Dictionnaire de médecine et de chirurgie pratiques, t. V, article blennorrhagie.

Foucher, Notes à l'Académie de médecine, 27 décembre 1864.

Gazette des hôpitaux, 34e année (1861), n. 115.

Gueneau de Mussy, Des injections au nitrate d'argent dans un cas de cystite du col avec uréthrite d'origine traumatique et se rattachant aux circonstances de l'accouchement. — *Journal de médecine et de chirurgie pratiques*, novembre 1870.

Hardy et Béhier, Traitement élémentaire de pathologie externe, t. III.

Journal des connaissances médico-chirurgicales, mai 1852.

Idem, avril 1845.

Idem, 1851.

Jarjavay, Recherches anatomiques sur l'urèthre de l'homme.

Luis de Mello Brandao, Thèse de Paris, 1856. Considérations sur les propriétés physiologiques et thérapeutiques du nitrate d'argent.

Lallemand, Observations sur les maladies des organes génito-urinaires.

Idem, Des pertes séminales involontaires, t. III.

Mercier, Recherches sur le traitement des maladies des organes génito-urinaires, 1856.
Idem, Recherches sur les valvules.
Idem, Mémoire sur le traitement du catarrhe vésical par les injections au nitrate d'argent concentré. — Gazette hebdomadaire, t. II, 1855.
Nélaton, Pathologie externe.
Piéplu fils, Gazette des hôpitaux, 1869.
Pouliot, Thèse de Paris, 1868.
Phillips, Traité des maladies des voies urinaires.
Ricord, Action avantageuse des injections au nitrate d'argent à haute dose. — Gazette des hôpitaux, 23e année, 3e série, t. II, n. 14 1850.
Boinet, Traité d'iodothérapie.
Reliquet, Traité des opérations des voies urinaires.
Sappey, Anatomie descriptive, t. III, p. 515.
Ségalas, Union médicale, t. II, 1859. De l'emploi du nitrate d'argent contre certaines maladies chroniques des organes génito-urinaires.
Thompson (Henry), On System of Surgery de Holmes, 1868, vol. IV,
Idem. Diseases of the prostate. London, 1868.
The Lancet, et Gazette hebdomadaire, annéc 59.
Valette, Nouveau dictionnaire de médecine et de chirurgie pratiques, t. X, article Cystite.
Wal-Moreau. Thèse de Paris, 1835.
Watelet, Thèse de Paris, 1871.

www.ingramcontent.com/pod-product-compliance
Ingram Content Group UK Ltd.
Pitfield, Milton Keynes, MK11 3LW, UK
UKHW020317250726
13967UKWH00004B/1769